CRRT

护理技能图解教程

The Nursing Skills of CRRT :
An Illustrated Guide for Professionals

主　编　王欣然　王　硕

编　者（以姓氏笔画为序）

王　双　王　硕　王欣然　毕红月

朱　研　张晓雪　陈　宏　赵英杰

姜　灿　龚茜茜　褚燕琦

北京大学医学出版社

CRRT HULI JINENG TUJIE JIAOCHENG

图书在版编目（CIP）数据

CRRT 护理技能图解教程 / 王欣然，王硕主编 . —北京：北京大学医学出版社，2021.5（2024.4 重印）
ISBN 978-7-5659-2322-7

Ⅰ.①C… Ⅱ.①王… ②王… Ⅲ.①血液透析 – 护理 – 教材 Ⅳ.①R473

中国版本图书馆 CIP 数据核字（2020）第 223747 号

CRRT 护理技能图解教程

主　　编：王欣然　王　硕
出版发行：北京大学医学出版社
地　　址：（100191）北京市海淀区学院路 38 号　北京大学医学部院内
电　　话：发行部 010-82802230；图书邮购 010-82802495
网　　址：http://www.pumpress.com.cn
E-mail：booksale@bjmu.edu.cn
印　　刷：北京金康利印刷有限公司
经　　销：新华书店
责任编辑：崔玲和　　责任校对：靳新强　　责任印制：李　啸
开　　本：880 mm×1230 mm　1/32　印张：6.125　字数：136 千字
版　　次：2021 年 5 月第 1 版　2024 年 4 月第 2 次印刷
书　　号：ISBN 978-7-5659-2322-7
定　　价：55.00 元

连续性肾脏替代治疗（continuous renal replacement therapy，CRRT）是采用 24 h 连续治疗的一种血液净化疗法，用来替代受损的肾脏功能。20 世纪 70 年代末，CRRT 主要用于治疗重症急性肾功能不全的患者。随着技术不断发展，现在 CRRT 已广泛应用于中毒、脓毒血症、系统性炎症反应综合征和多器官功能衰竭等危重症的治疗，成为救治危重症患者重要的生命支持技术。因此，从事危重症患者救治的医护人员应不断更新专业知识，熟练掌握专业护理技能，使 CRRT 在危重症患者的救治过程中充分发挥作用。

本教程以实用、系统的原则进行撰写，具有较强的可操作性。教程内容针对临床实践操作问题逐一进行分析、总结，并参考国内外研究进展，力争对临床 CRRT 技术的应用发挥一定的指导作用。全书由 9 章组成，通过简洁的语言，深入浅出地对 CRRT 基础知识进行介绍，以期使读者掌握系统的理论基础；在文字叙述的基础上，配以大量图片，既增强了图书视觉效果，又使操作过程形象化；遵照操作过程的认知特点及规律，从操作者的角度，达到理论和实践的统一。寄希望本教程可以帮助读者尽快地将 CRRT 技术由理论概念应用到临床实践操作中。本书既有扎实的先进理论知识，又有系统的逻辑推理和形象思维，可使读者的操作技能和理论水平得到一定提高，尽快满足临床工作需要。

　　本书是一本临床工作的实践教材，适用于开展 CRRT 技术的医生和护理人员使用，对在读的临床医学与护理专业学生也有重要的参考价值。由于时间仓促及作者水平所限，本书中难免存在疏漏和不当之处，恳请广大读者不吝指正，以期再版时改进，我们将表示衷心的感谢。

王欣然

首都医科大学宣武医院普外科

2020 年 12 月

目　录

肾脏替代治疗在 ICU 的应用概述

一、治疗指征、时机和目标

急性肾损伤（acute kidney injury，AKI）是指任何原因导致患者血肌酐在 48 h 内上升 26.5 μmol/L 或超过基础值的 1.5 倍及以上，且明确或经推断上述情况发生在 7 d 之内，或（和）持续 6 h 尿量 <0.5 ml/（kg·h）的肾脏病变。其特点为多种病因（除外肾脏本身疾病）致肾功能急剧（<48 h）丧失。因小分子物质（肌酐、尿素）清除减少和肾小球滤过率降低致患者容量超载、电解质代谢紊乱、酸碱失衡，甚至死亡。

AKI 是重症监护病房（intensive care unit，ICU）常见的综合征，其发生率占 ICU 患者的 35%~65%[1, 2]。AKI 患者因体内代谢产物排出障碍而产生一系列问题，包括水、电解质代谢紊乱和酸碱失衡等，最终导致氮质血症或尿毒症。5%~10% 的 AKI 患者需要进行肾脏替代治疗（renal replacement therapy，RRT），而 RRT 的治疗可以是临时性的，也可能是永久性的[3]。如今，重症医学和肾脏病学领域已有较大发展，但 AKI 的病死率仍然较高。严重感染、机械通气、严重创伤或烧伤合并 AKI 是患者死亡的高危因素。AKI 患者病死率是非 AKI 患者

1

病死率的 3~5 倍，且 AKI 的 RIFLE［危险（risk，R）、损伤（injury，I）、衰竭（failure，F）、肾功能丧失（loss of kidney function，L）、终末期肾病（end-stage kidney disease，E）］分级越高，病死率越高（R：9%，I：11%，F：26%）[4]。近年来，在 ICU 内单纯 AKI 比例下降，并发多器官功能衰竭及老年患者比例增加，这也是导致 AKI 预后不良的原因。

在重症患者中所进行的任何形式的 RRT 都是在模仿肾脏的生理功能。RRT 主要目的是代偿或替代因 AKI 而迅速丧失的肾脏功能，以保证足量和高质量完成血液净化，维持和恢复机体内环境稳定，避免并发症发生，达到良好的临床耐受性，有利于肾脏和其他器官功能恢复。连续性 RRT 有助于达到上述目的[5]。AKI 引起的内环境紊乱包括容量超载、含氮的代谢产物聚积、高血钾、代谢性酸中毒，甚至尿毒症。ICU 患者很早便可发生 AKI，其临床表现往往不如院外获得性 AKI 突出。因此，对 ICU 患者启动 RRT 的决定常依据的是 AKI 的早期临床表现，如长时间少尿等。由于 ICU 中 AKI 患者特点，如多为伴其他器官功能障碍的复杂性 AKI、存在血流动力学不稳定、高分解代谢或不能肝素化等，因此 CRRT 需要平稳渐进，在指征、时机、模式、方式、剂量或治疗周期方面要权衡利弊，多方把握[6-9]。另外，因 CRRT 对营养底物的丢失，因此对营养代谢异常的患者进行营养支持时，应该准确评估 AKI 患者营养状态，精准给予营养底物[10, 11]。

过去，只有当 ICU 患者因 AKI 导致发生危及生命的并发症、采用其他治疗方法不能奏效时才开始考虑启动 RRT。危及生命的并发症包括：可引发心搏骤停的严重酸中毒、威胁生命的高钾血症、引起心力衰竭的水中毒、导致心包炎或脑病的尿毒症以及各类中毒。然而，近年来，随着对 ICU 患者 AKI 病理生理学认识的不断深入，RRT 指征（表 1-1）和方法有了很大改变，RRT 已不局限于肾功能不全时的替代治疗。虽然明确尿毒症的临床表现（心包炎、神经病变和昏迷）是启动 RRT 的绝对指征，但在 ICU，很少有医生等待典型的尿毒症出现后才启动 RRT。另外，尿毒症伴有的厌食、恶心、呕吐和神志改变并非特异性表现，有时很难与重症疾病本身产生的类似临床表现进行鉴别。因此，进展性氮质血症常成为 AKI 患者的 RRT 指征。迄今尚不存在对 ICU 患者启动 RRT 的明确临界值。一般认为，血尿素氮（BUN）在 17.85~39.27 mmol/L，或血肌酐在 309.4~442 μmol/L 是启动 RRT 的参考指标。

表 1-1　ICU 患者 RRT 指征

肾脏指征	非肾脏指征
尿毒症（血尿素氮为 17.85~39.27 mmol/L，或血肌酐为 309.4~442 μmol/L）	体温调节（体温过高）
	中毒 / 药物过量
进展性氮质血症	脓毒症
容量超负荷 / 少尿（8~12 h<100 ml）	挤压伤 / 横纹肌溶解
电解质代谢紊乱（血钾 >6.5 mmol/L）	
顽固性代谢性酸中毒	
造影剂肾病	

水钠潴留产生容量超负荷是 AKI 常见并发症，在 ICU 发生率高达 30%~70%，容量超负荷也是 AKI 患者死亡的重要决定因素。虽然使用利尿药可降低少尿和容量超负荷发生，但没有证据显示利尿药对 AKI 患者有益。使用利尿药不能改善 AKI 患者预后，包括减轻 AKI 程度、避免或减少对 RRT 需求、缩短住 ICU 或住院时间、降低住院病死率等。容量超负荷患

者发生并发症和死亡的风险明显增加。因此，对利尿药无反应的严重容量超负荷患者应启动 RRT。事实上，对 ICU 患者而言，RRT 的应用标准更多的是依据预测会发生容量超负荷的少尿情况，而较少根据血尿素氮或血肌酐水平的升高。有研究显示，若以少尿超过 8~12 h 为重症患者 RRT 指征而不必等到血尿素氮或血肌酐达到阈值才进行 RRT 的话，患者住院 30 d 病死率或住院病死率可明显降低。这样，对 AKI 患者而言，RRT 指征应为 RIFLE 分级的损伤（injury），或急性肾脏损伤网络（AKIN）诊断标准的第 2 期。

RRT 的指征，除了减轻 AKI 本身引起的严重并发症外，还应包括缓解或改善因多器官功能障碍（multiple organ dysfunction，MOD）所致的内环境紊乱。例如，RRT 可作为针对非少尿或非无尿的容量超负荷患者液体管理措施之一而应用于 ICU 患者。即使存在急性心力衰竭，通过 RRT 去除过多的容量负荷也可保证患者得到充足的营养支持和恰当的液体治疗。

高达约 50% 的严重感染或感染性休克患者可合并 AKI，但在严重感染合并 AKI 的 ICU 患者中，氮质血症并非是突出的临床表现。对此类患者，其他指标（如长时间少尿或难以纠正的严重代谢性酸中毒）可成为启动 RRT 的指征。有证据支持连续性肾脏替代治疗（continuous renal replacement therapy，CRRT）有助于去除因全身感染和全身炎症反应综合征（systemic inflammatory response syndrome，SIRS）所引发的炎症介质和细胞因子的论点。在临床，CRRT 已成为严重感染患者的辅助治疗措施。无论从理论上还是从临床应用中都不难体现，CRRT 较间断 RRT 对血流动力学不稳定或严重高分解代谢的 AKI 患者具有明显优势。一份在全球范围 ICU 进行调查的统计资料表明，近 80% ICU 应用 CRRT 治疗 AKI 患者。但是，近年来也有研究认为 CRRT 并不改善所有严重感染患者的预后，但可能改善严重感染合并 AKI 患者的预后。RRT 还可应用于顽固性心力衰竭、急性肝功能衰竭等患者，但也许不能预防造影剂肾病。ICU 患者何时开始 RRT 是一个非常复杂的问题，受多种因素影响。早先，只有当出现 AKI 所致威胁生命的严重并发症时才启动 RRT，而近年来有证据支持早期进行 RRT 的观点[12, 13]。RRT 总体目标是延长患者生存时间，为改善器官功能和实施其他治疗创造条件和赢得时间。

　　比何时开始 RRT 更难回答的问题是何时终止或撤离 RRT[14, 15]。当然，最简单的回答是当肾脏功能恢复时可终止 RRT。但问题是：①判断肾脏功能恢复通常并非易事；②难以界定终止 RRT 时肾脏功能恢复的临界值。一些学者建议，当尿量 >30 ml/h 且肌酐清除率 >20 ml/min 时，可根据患者病情终止 RRT；也有观点认为，当患者自主排尿 >1000 ml/d 或需辅助利尿药排尿 >2000 ml/d 即可停止 RRT。

二、治疗原理

　　透析可从字面理解为"通过"，是 RRT 基本机制之一，其物理原理为在半透膜两侧的溶液中溶质和水的流动方向与各组分溶质的浓度梯度相关。理论上，在允许分布的空间内，半透膜两侧存在浓度梯度的同一溶质，通过弥散方式可使其浓度梯度降为零，即膜两侧同一溶质浓度相等。水和低分子量分子能够通过滤膜孔，而较大分子量分子是否能被滤膜"筛出"要依赖膜孔孔径大小。RRT 包含各类人工滤膜和技术方法，应用何种材料和模式要根据患者具体病情而定。

溶质通过半透膜孔径的机制主要分为弥散（透析）和对流（超滤）两类。图 1-1 显示的是 RRT 中常用的弥散和对流原理的示意图。弥散时，溶质通过半透膜的通量（Jx）与该溶质在膜两侧的浓度梯度（Dc）、温度（T）、弥散系数（D）、膜厚度（Dx）和表面积（A）成函数关系，其公式为：

$$Jx=DTA（Dc/Dx）$$

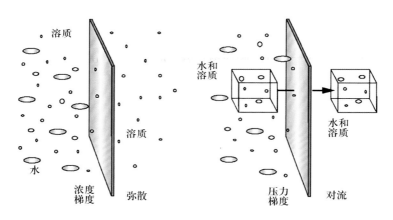

图 1-1　水和溶质依照弥散和对流原理通过半透膜示意图

由于透析是血液和透析液通过逆流交换原理进行弥散的动态过程，血液中溶质的清除率远非上述静态公式所表述的那样简单。

$$清除率（K）=\left[（Q_{bi} \times C_{bi}）-（Q_{bo} \times C_{bo}）\right]/C_{bi}$$

其中，Q_{bi} 和 Q_{bo} 分别为滤器入口和出口血流速度；C_{bi} 和 C_{bo} 分别为某溶质在滤器入口和出口的浓度。

清除率也可表达为：

$$K=(Q_{bo} \times C_{bo})/C_{bi}$$

其中，Q_{bo} 是透析液流速；C_{bo} 是溶解于透析液中被清除溶质在流出滤器时的浓度。

对流是指在静水压或渗透压差作用下，水由高静水压或高渗透压一侧通过半透膜向对侧流动的过程，溶解在水中且能透过半透膜孔径的溶质也随水进入膜的另一侧，从而将该溶质清除（图 1-1），这也称之为"溶剂牵拉"。溶质对流通量（Jf）的维持需要半透膜两侧的持续压力梯度［跨膜压（TMP）］，跨膜压推动液体（血浆中的水）及其溶解的晶体溶质成分流向膜的另一侧，这一过程与膜通透系数（Kf）相关。由于膜孔径小，因此血浆内胶体分子和血细胞不能以超滤形式通过半透膜。

$$Jf=Kf \times TMP, \quad TMP=Pb-Pd-\pi。$$

其中，Pb 为血液静水压；Pd 为超滤液静水压；π 为胶体渗透压。

一旦超滤出现，不同溶质通过半透膜的速率差异较大，其取决于膜的排斥系数（σ），σ 对白蛋白为 1，对小分子物质（如尿素）则为 0。某溶质的筛过系数（S）与其排斥系数呈反向关系，即 $S=1-\sigma$。临床上，S 是通过计算超滤液溶质浓度与其在血浆浓度的比值而获得的。因此某溶质（X）在对流过程中转运总量（Jc）可计算为：

$$Jc=UF \times [X]_{UF}$$

UF 为超滤液体积，$[X]_{UF}$ 为 X 溶质在超滤液中的浓度。

由此我们可以推导某溶质对流清除率（K）：

$$K=Qf[X]_{UF}/[X]_{PW}$$

其中，Qf 为设置的超滤率；$[X]_{UF}/[X]_{PW}$ 为超滤液溶质浓度与其在血浆中浓度的比值，即为筛过系数（S）。通过上述公式计算，当 $S=1$ 时，某溶质清除率等于超滤率。

虽然弥散和对流在物理学原理上有明显差别，但在临床治疗时，若两种模式同时进行，两者的作用差异很难区别。

三、治疗方法

早先 RRT 多采用动脉 – 静脉回路，由于存在血流速度慢和凝血问题而未在 ICU 常规应用。1983 年以后，因血泵的出现和体外循环系统的建立，静脉 – 静脉 RRT 才逐渐在临床应用起来。随着电子技术的发展，更加智能化和性能卓越的血液净化机器不断被研发和应用于临床。现在，动脉 – 静脉 RRT 已不在临床使用，其缺陷主要是：血流速度慢，净化效率低下，动脉置管时间长，需要足够的平均动脉压才能维持 RRT 的血流速度。另外，动脉置管也存在出血、动脉远端缺血、动脉血栓、损伤性瘘以及假性动脉瘤等并发症。随着紧凑而有效的蠕动血泵问世，静脉 – 静脉途径已取代动脉 – 静脉途径。

RRT 主要分为两类：CRRT 和间断性血液透析（intermittent hemodialysis，IHD）。实际技术方法的应用主要基于对流原理（血液滤过）、弥散原理（血液透析），或两种机制相结合（血液透析滤过）。哪项 RRT 技术方法更适用于 ICU 患者，学者们[16, 17]对此仍有争论，主要取决于运用不同 RRT 模式的经验、掌握不同技术方法的能力，以及对病情和治疗效果的判定。IHD 是针对 AKI 患者采取每日或间隔数日血液透析的治疗方法，每次治疗时间持续 3~5 h，血液流速为 250~500 ml/min，透析液流速为 500 ml/min，根据临床情况设定超滤率。可选用低通量膜，如铜纺或血纺膜，滤膜平均表面积为 1~1.5 m²。理论上，CRRT 在治疗效果和安全性方面优于 IHD。CRRT 主要优势包括保障血流动力学相对稳定性，这在循环状态不稳定、低血压（使用血管活性药物）或需要清除大量水的患者中更为重要；水和溶质的转移更为和缓，此优势在颅内高压或脑水肿患者中更显突出；清除溶质和纠正电解质代谢紊乱及酸碱失衡效果更佳。对于 AKI 患者，除了少尿导致容量超负荷外，由于每日需要输入大量药物或补充足够的营养底物而引起液体过负荷时，CRRT 也是非常有效的支持手段。不难想象，通过每日 4 h 的 IHD 去除机体内 3~4 L 的液体对患者血流动力学和内环境的不利影响多么巨大；而通过 CRRT 方法以 200~300 ml/h 的速度（每日 5~7 L）去除机体内液体对患者则是相对安全的。但 CRRT 也具有局限性和缺陷，包括连续抗凝、患者制动、占用更多资源（如增加 ICU 监测和护理负荷）等，并且增加了医疗费用。

　　缓慢低效血液透析（slow low-efficiency dialysis，SLED）或持续的低效率延长透析（sustained low-efficiency extended dialysis，SLED）是 RRT 在 ICU 中运用的变换模式，为运用常规血液透析机和滤器进行较长时间的低血液流速和低透析液流速的血液透析，透析液流速和血液流速均降为 100~200 ml/min。SLED 通常持续时间为 10~12 h。SLED 较 CRRT 优越之处在于：增加了患者的活动性，降低对抗凝需求，减少 ICU 监测和工作负荷，且可维持患者有效血容量和血流动力学稳定。

　　缓慢连续性超滤（slow continuous ultrafiltration，SCUF）是 RRT 的另一种变换模式，为运用常规 RRT 机，设置透析液流速为零且不给予置换液，产生单纯超滤效应，可持续进行 24 h，也可每日仅进行数小时。SCUF 常采用高通量透析膜，适用于单纯容量超负荷而不具备其他 RRT 指征的患者，如急性心力衰竭或肝硬化合并腹水。操作参数见图 1-2。由于超滤液流速较低，滤膜的表面积通常较小。使用 SCUF 时要特别控制超滤系统，以免丢失体液过多而造成低血容量状态。由于超滤速度过低，因此 SCUF 仅适用于容量控制治疗而不适用于需要血液净化治疗的患者。

连续性静脉 – 静脉血液滤过（continuous veno-venous hemofiltration，CVVH）通常运行时间较长，甚至持续数周。CVVH 运用高通量滤膜，溶质转运机制主要为对流原理。

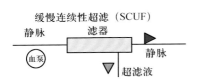

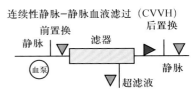

图 1-2　临床常用 CRRT 模式和常规剂量

注：深色三角代表血流方向；浅色三角代表透析液 / 置换液流动方向

CVVH 操作参数见图 1-2，在产生超滤液的同时，使用置换液部分或全部替代丢失的液体。CVVH 各管路液体流速由泵控制，超滤率可明显高于 SCUF。在动脉端常规使用肝素，以免管路发生凝血。置换液可在滤器前输注（前置换、前稀释），也可在滤器后输注（后置换、后稀释）。为达到与后置换同样的滤过效应，使用前置换时应适当提高超滤率。由于超滤液的丢失可由与正常细胞外液成分相近的置换液部分或全部替换，因此 CVVH 既可用于血液净化治疗，也可用于机体血液容量的调节与控制。当血流速度设定后，平均超滤率（滤过分数）最好不超过总体血液流速的 20%。在实际应用过程中，当血液经过滤膜时，血液内蛋白质及其他大分子会吸附于滤膜表面或嵌入滤膜孔隙中，从而降低滤膜通透性，筛过系数也比公式推导值要低，即二级膜形成现象。二级膜形成不利于血液中溶质的清除。置换液后稀释法因不对血液进入滤器前进行稀释，对二次膜形成没有减弱作用；增加血流速度因增大了血流与滤膜表面之间的剪切力，减少血液蛋白质与滤膜表面的吸附，因而减弱了二级膜形成效应。从降低二级膜形成作用的角度讲，置换液前稀释法较后稀释法有明显优势：①血液进入滤器前得到稀释，降低了滤器内蛋白质浓度，从而削弱二级膜形成作用；②提高了滤器内实际血流速度（设定血液流速＋前置换液流速），增大了血流与滤膜表面之间的剪切力。但前稀释法比后稀释法清除溶质的效率低，为了达到与后稀释法近似的溶质清除效率，在同等 CVVH 的设置下，前稀释法需要提高30%~40% 的置换液流速。理想的置换模式是前、后稀释同时进行，可以结合各自稀释法的优势。

连续性静脉-静脉血液透析（continuous veno-venous

hemodialysis，CVVHD）是通过静脉通路并运用泵装置将血液进行净化的过程。最初 CVVHD 使用低通量膜（如铜纺膜），并且透析液逆向流速为 15~20 ml/min。由于使用透析膜的特性、透析液逆向流动特点以及与血液之间形成的浓度梯度，因此 CVVHD 突出的清除溶质机制为弥散原理。CVVHD 所产生的超滤作用并不对机体液体容量调节产生影响，因此 CVVHD 不需要给予置换液输注。由于泵的出现，可控制并提高血液流速和透析液流速，具有较大表面积的改良式纤维膜（如三醋酸基膜）已有效应用于临床。虽然透析液流速缓慢时弥散作用可达到饱和状态，而加快透析液流速尽管弥散作用不能达到充分状态，仍可增加对小分子量溶质的清除。运行 CVVHD 时应根据临床需要，控制透析液进入和流出滤器的速度，控制超滤容积达到满意水平。

连续性静脉 - 静脉血液透析滤过（continuous veno-venous hemodiafiltration，CVVHDF）是结合滤过与透析的血液净化形式。CVVHDF 通常使用高通量透析膜进行连续性血液透析和连续性超滤，主要清除小分子量溶质，也可清除中分子量和大分子量溶质。透析液通过与血流逆向流动，最大限度利用浓度梯度清除溶质，而滤过则通过膜内外压力差变化，以对流方式清除溶解于水中的溶质，丢失的体液由置换液通过前稀释或后稀释方式的输注予以部分或全部替代。近年来，也有同时使用前、后稀释进行置换液输注的，目的在于结合两种方式的优势。由于 CVVHDF 同时采用了弥散和对流机制，因此它可清除从小分子量到大分子量的溶质。

高容量血液滤过（high volume hemofiltration，HVHF）单纯采用滤过（对流）方式进行血液净化，有连续性 HVHF 和脉冲式 HVHF 两种运行方式。连续性 HVHF 采取 24 h 连续滤过的方法，液体交换量 >3 L/h，最多全天交换液体量可达 80 L。由于大交换量的特点，因此连续性 HVHF 要求血液流速和置换液流速都非常高。脉冲式 HVHF 可每日运行 3~6 h，液体交换量为 6~8 L/h，其余时间患者仍可进行标准 CVVH 治疗。HVHF 主要用于降低严重感染或感染性休克患者循环内水溶性炎症介质或细胞因子水平，也用于清除患者体内水溶性药物或毒物（如丙戊酸钠或锂中毒）。HVHF 有利于患者血流动力学稳定，如可降低患者对血管活性药物的依赖。运用 HVHF 时，应特别注意监测准确的液体平衡和血磷水平，因为在大容量液体置换时，稍许的液体容积计算偏差即可造成重大错误。由于 HVHF 可导致磷从体内大量丢失，应监测血磷水平，适时补充磷制剂。

四、治疗剂量

RRT 剂量实质上与某种溶质的清除率密切相关，可以某溶质清除率代表 RRT 剂量。依据上述治疗原理，当 RRT 以透析方式进行时，某溶质清除率与透析液（滤器出口）流速、透析液中某溶质浓度、某溶质血液浓度相关 $[K=(Q_{do} \times C_{do})/C_{bi}]$。当透析液流速远低于滤器内血液流速时，透析液中小分子量物质（尿素）浓度与其血液浓度近似相等，即某溶质清除率或 RRT 剂量等于透析液出口流速。当 RRT 以滤过（后置换）方式进行时，某溶质清除率与超滤液（滤器出口）速率、筛过系数相关（$K=Qf \times S$）。对小分子物质（尿素）而言，其 $S=1$，此时某溶质清除率或 RRT 剂量等于超滤液出口流速。当 RRT 以透析滤过（后置换）方式进行时，对小分子溶质而言，RRT 剂量等于透析液出口流速与超滤液出口流速之和。标准处方剂量单位通常为 ml/（kg·h），其中体重为理想体重。

无论是 CRRT 还是 IHD，目前还不知道何为其恰当剂量或最佳剂量，而这也正是需要关注和研究的领域。有资料显示，实际给予的 RRT 剂量往往低于处方剂量，其原因众多，包括导管通畅问题和因治疗/检查/凝血中断或提前终止治疗。在决定 ICU 患者 RRT 剂量时，医生要注重于 RRT 的肾脏指征和非肾脏指征。

确定 RRT 剂量是较为复杂的问题，取决于想要达到的血液净化程度或特殊目的（如清除炎症介质或细胞因子），同时根据临床特点，如分解代谢率、肌组织群、肺水肿表现、发热、水负荷、尿素、肌酐、电解质、氮质血症、清除代谢产物、药物（抗生素）、营养底物（营养支持）及它们与蛋白结合率或目标浓度等调整 RRT 剂量；还取决于 RRT 持续时间、模式（滤过或透析或透析滤过）、流速、连续或间断方式、体外血液/透析液/置换液流速等。目前推荐剂量为20~25 ml/（kg·h）。虽然不应忽视 RRT 剂量在 AKI 治疗中的作用，但 RRT 的治疗效果受多方面因素影响，如 RRT 时机、指征、方式、模式、原发疾病与并发症控制、其他辅助治疗等。因患者检查、治疗、凝血、血管通路等问题，常使 RRT 中断。鉴于处方剂量与实际给予剂量的差异，为达到有效血液净化效果，多数学者建议 RRT 剂量为 25~30 ml/（kg·h）。总之，没有统一标准的 RRT 剂量，要根据患者病情变化、治疗反应、不同治疗阶段、相关监测指标和生理参数调整 RRT 剂量。

五、常见并发症

RRT 主要并发症与血浆内水和溶质的快速转移、血管通路设置、抗凝技术以及透析膜的相容性等有关。急诊 IHD 过程中常发生低血压，从而减少了溶质的清除并降低透析效率，同时减少了肾脏血流灌注并进一步加重肾小管坏死。透析低血压常起源于超滤过程中清除了过多的水，也可能由于水从血管中清除速度明显快于组织间隙或细胞内的水流入血管内速度，这一现象在神经及心血管系统调节和反射机制受损患者中尤为突出。对此类患者，开具 RRT 处方时要格外谨慎，特别需要准确评估患者循环容量状态，密切观察患者对 RRT 的反应。

在透析过程中，由于溶质快速从血液清除，血浆渗透压出现短暂而迅速下降，导致水很快进入脑细胞内，引起急性脑水肿，产生透析失衡综合征。此类脑水肿常为自限性，其临床表现为恶心、呕吐、头痛、意识改变、淡漠，少数患者可出现昏迷或癫痫样发作。避免初始透析剂量过大可预防透析失衡综合征的发生。

体外循环管路中的血凝块可导致血液丢失、透析效率降低，并且因更换管路而增加医疗费用。AKI 的衰竭期患者常合并凝血机制障碍而存在出血倾向，因此在 RRT 时不需要全身抗凝。局部抗凝（肝素和枸橼酸盐）可替代传统的全身肝素化方法。

六、主要争议

目前不存在理想的 RRT 治疗策略。迄今为止，有关比较间断和连续性肾脏替代治疗的研究并未给出明确的答案，且在一定程度上具有误导性[16, 17]。选择 CRRT 或 IHD 取决于 AKI 患者是否存在血流动力学紊乱、严重脑损伤、暴发性肝衰竭、严重电解质代谢紊乱 / 酸碱失衡、出血风险等；是否需要严格液体管理及控制液体平衡；还应根据当地设备与人员能力和相关经验、医疗资源和卫生经济学进行选择。需要注意，CRRT 占用更多的医疗资源，增加监护和护理工作负荷以及医疗费用；选择 CRRT 有可能意味着患者需要长时间制动和连续抗凝，对于不能开展体外抗凝的医疗机构人员而言，增加了针对存在凝血机制紊乱的 AKI 患者治疗的复杂性。实际上，肾脏替代治疗同 ICU 其他治疗（如机械通气、抗菌药物应用、血管活性药物和正性肌力药物输注等）一样，需要依据病情动态调整治疗方案（如 CRRT 超滤率剂量）。因此，是否应用连续、连续 – 间断交替、完全间断 RRT 要根据患者病情变化和肾功能状态、仪器运行环境和条件要求、操作者等诸多因素权衡选择。对重症患者而言，目前在 RRT 模式（弥散、对流或两者相结合）的选择方面仍未达成共识，选择某种模式就会比其他模式更加优越的论点似乎也没有科学依据。争议的焦点仍然是 RRT 的机制能否满足患者病情恢复的需要。因此，对于 ICU 患者，在 RRT 治疗期间，应根据患者情况不断调整或变换模式。以笔者的经验而言，CVVHDF 似乎可以成为重症患者进行 RRT 的通用方式，由于其结合了弥散与对流机制的优势，因此它可以最大限度地清除从小分子量到大分子量的溶质。另外，CVVHDF 的易操作性也使它可以成为 ICU 患者理想的 RRT 模式：即使在较大交换量的情况下，仍可由护士进行操作。

参 考 文 献

［1］Luo X Y, Jiang L, Du B, et al. A comparison of different diagnostic criteria of acute kidney injury in critically ill patients. Crit Care, 2014, 18(4):R144.

［2］Hoste E A J, Bagshaw S M, Bellomo R, et al. Epidemiology of acute kidney injury in critically ill patients: the multinational AKI-EPI study.Intensive Care Med, 2015, 41(8):1411-1423.

［3］Connor M J, Karakala N. Continuous renal replacement therapy: reviewing current best practice to provide high-quality extracorporeal therapy to critically ill patients. Adv Chronic Kidney Dis, 2017, 24(4): 213-218.

［4］Ronco C , Bellomo R , Kellum J A . Acute kidney injury. Lancet, 2019, 394(10212):1949-1964.

［5］Richardson A, Whatmore J. Nursing essential principles: continuous renal replacement therapy. Nurs Crit Care, 2015, 20(1): 8-15.

［6］Rewa O G, Villeneuve P M, Lachance P, et al. Quality indicators of continuous renal replacement therapy (CRRT) care in critically ill patients: a systematic review. Intensive Care Med, 2017, 43(6): 750-763.

［7］Nash D M, Przech S, Wald R, et al. Systematic review and meta-analysis of renal replacement therapy modalities for acute kidney injury in the intensive care unit. J Crit Care, 2017, 41(1): 138-144.

［8］Fayad A I, Buamscha D G, Ciapponi A. Intensity of continuous renal replacement therapy for acute kidney injury. Cochrane

Database Syst Rev, 2016, 10: CD010613.

[9] Villa G, Ricci Z, Ronco C. Renal replacement therapy. Crit Care Clin, 2015, 31(4): 839−848.

[10] Nystrom E M, Nei A M. Metabolic support of the patient on continuous renal replacement therapy. Nutr Clin Pract, 2018, 33(6): 754−766.

[11] Onichimowski D, Goraj R, Jalali R, et al. Practical issues of nutrition during continuous renal replacement therapy. Anaesthesiol Intensive Ther, 2017, 49(4): 309−316.

[12] Bagshaw S M, Wald R. Strategies for the optimal timing to start renal replacement therapy in critically ill patients with acute kidney injury. Kidney Int, 2017, 91(5): 1022−1032.

[13] Bagshaw S M, Wald R. Indications and timing of continuous renal replacement therapy application. Contrib Nephrol, 2018, 194(1): 25−37.

[14] Romagnoli S, Clark W R, Ricci Z, et al. Renal replacement therapy for AKI: When? How much? When to stop? Best Pract Res Clin Anaesthesiol, 2017, 31(3): 371−385.

[15] Hanafusa N. Application of continuous renal replacement therapy: what should we consider based on existing evidence? Blood Purif, 2015, 40(4): 312−319.

[16] Heung M, Yessayan L. Renal replacement therapy in acute kidney injury: controversies and consensus. Crit Care Clin, 2017, 33(2): 365−378.

[17] Pakula A M, Skinner R A. Acute kidney injury in the critically ill patient: a current review of the literature. J Intensive Care Med, 2016, 31(5): 319−324.

（陈　宏）

第一节　常用设备

一、连续性肾脏替代治疗机（透析机）（图 2-1）

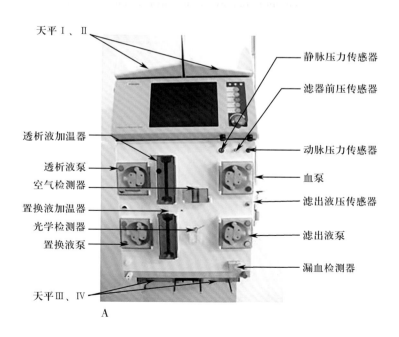

天平 Ⅰ、Ⅱ

静脉压力传感器

滤器前压传感器

透析液加温器

动脉压力传感器

透析液泵

血泵

空气检测器

滤出液压传感器

置换液加温器

光学检测器

滤出液泵

置换液泵

漏血检测器

天平Ⅲ、Ⅳ

A

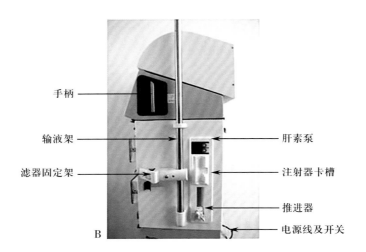

手柄

输液架

滤器固定架

肝素泵

注射器卡槽

推进器

电源线及开关

B

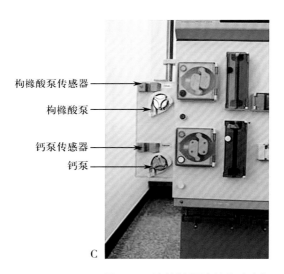

枸橼酸泵传感器

枸橼酸泵

钙泵传感器

钙泵

C

图 2-1 连续性肾脏替代治疗机

二、管路

（一）AVF 套管（图 2-2）

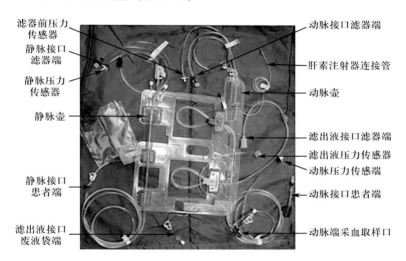

滤器前压力传感器
静脉接口滤器端
静脉压力传感器
静脉壶
静脉接口患者端
滤出液接口废液袋端

动脉接口滤器端
肝素注射器连接管
动脉壶
滤出液接口滤器端
滤出液压力传感器
动脉压力传感端
动脉接口患者端
动脉端采血取样口

图 2-2　AVF 套管

（二）枸橼酸 AVF 管路（图 2-3）

在普通 AVF 套管基础上增加以下管路：

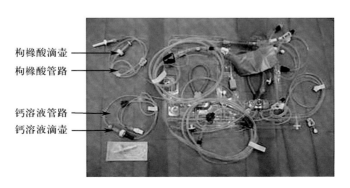

枸橼酸滴壶
枸橼酸管路
钙溶液管路
钙溶液滴壶

图 2-3　枸橼酸 AVF 管路

（三）置换管路（S 管）（图2-4）

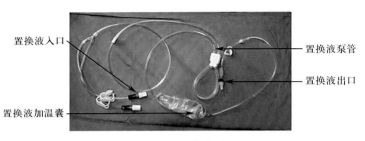

图 2-4　置换管路

（四）透析管路（D 管）（图2-5）

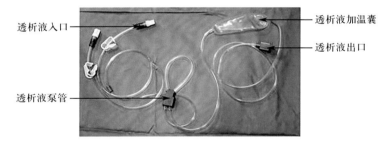

图 2-5　透析管路

（五）血浆置换管路（M 管）（图2-6）

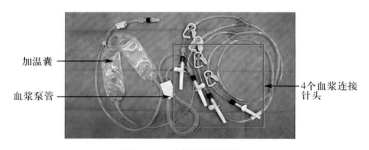

图 2-6　血浆置换管路

（王欣然　王　硕）

第二节 常用治疗模式

连续性肾脏替代治疗（continuous renal replacement therapy，CRRT）是采用24 h连续治疗的一种血液净化疗法，用来替代受损的肾脏功能。常用模式包括缓慢连续性超滤、连续性静脉－静脉血液透析、连续性静脉－静脉血液滤过、连续性静脉－静脉血液透析滤过、连续性高容量血液滤过。

图示	治疗模式
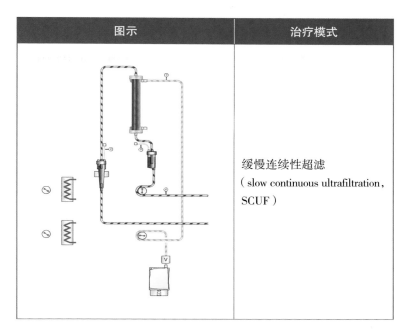	缓慢连续性超滤 （slow continuous ultrafiltration，SCUF）

图示	治疗模式
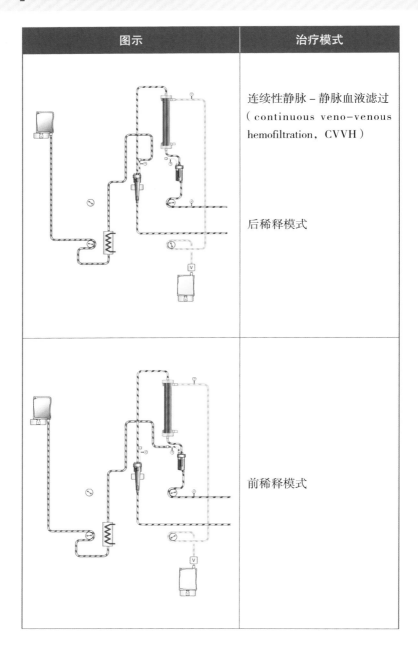	连续性静脉 – 静脉血液滤过（continuous veno-venous hemofiltration，CVVH） 后稀释模式
	前稀释模式

图示	治疗模式
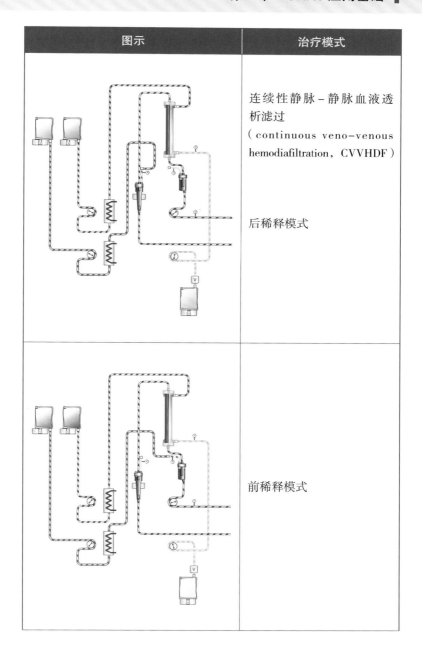	连续性静脉－静脉血液透析滤过 （continuous veno-venous hemodiafiltration，CVVHDF） 后稀释模式 前稀释模式

图示	治疗模式
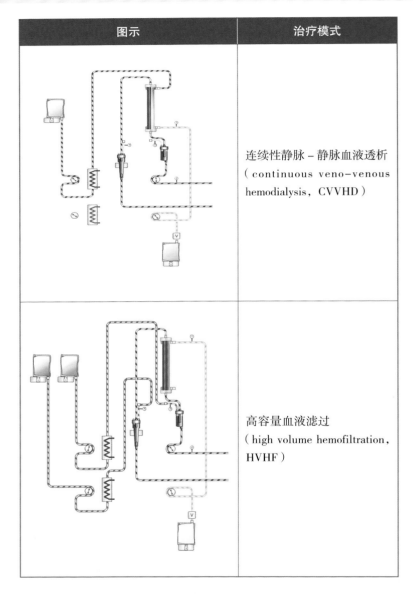	连续性静脉 – 静脉血液透析（continuous veno-venous hemodialysis，CVVHD）
	高容量血液滤过（high volume hemofiltration，HVHF）

（王欣然　张晓雪）

第三节 常用药物与注意事项

抗凝相关药物		
名称	常见用法及用量	注意事项
肝素钠	首次剂量为 2000 ~ 5000 IU（30 IU/kg），随后 5 ~ 10 IU/（kg·h）持续泵入透析外循环，维持 APTT 正常范围的 1.5 ~ 2.0 倍	肝素不被滤过，剂量根据目标 APTT 调整
依诺肝素钠（克赛）	推荐剂量为 100 IU/kg。对于有高度出血倾向的血液透析患者，应减量至双侧血管通路给予低分子量肝素 50 IU/kg 或单侧血管通路给予 75 IU/kg。应于血液透析开始时，在动脉血管通路给予低分子量肝素钠。上述剂量药物的作用时间一般为 4 h。当出现纤维蛋白环时，应再给予 50 ~ 100 IU/kg	不被滤过，给药后超过 4 h 可考虑补充剂量，可通过测定抗 Xa 因子活性判断药效
那屈肝素钙（速碧林）	对于无出血危险或血液透析持续 4 h 左右的患者，应在透析开始时通过动脉端单次注射大约 65 IU/kg 的那屈肝素钙	低分子量肝素作为抗凝血药应用于透析多因为其发生出血/血小板减少风险低于普通肝素。但监测抗 Xa 因子活性不如监测 APTT 方便

抗凝相关药物		
名称	常见用法及用量	注意事项
达肝素钠（法安明）	慢性肾功能衰竭，患者无已知出血危险： 1. 血液透析和血液滤过不超过 4 h：静脉快速注射 5000 IU。 2. 血液透析和血液滤过超过 4 h：静脉快速注射 30 ～ 40 IU/kg，继以 10 ～ 15 IU/（kg·h）静脉滴注。 急性肾功能不全，患者有高度出血危险： 1. 静脉快速注射 5 ～ 10 IU/kg，继以 4 ～ 5 IU/（kg·h）静脉滴注。 2. 进行急性血液透析的患者治疗间歇较短，应全面监测抗Xa因子水平，使之维持在 0.2 ～ 0.4 IU/ml	
枸橼酸钠抗凝剂	枸橼酸钠抗凝剂泵速（ml/h）=（1.3 ～ 1.6）× 血流速度（ml/min）≈ 130 ～ 280ml/h	应用于出血风险极高或发生肝素诱导的血小板减少症（heparin induced thrombocytopenia, HIT）的 CRRT 患者
葡萄糖酸钙注射液	血流速度决定枸橼酸钠初始输入速度，枸橼酸钠输入速度决定葡萄糖酸钙初始输入速度，随后以体外钙离子血气分析结果调整枸橼酸钠输入速度，以体内钙离子血气分析结果调整葡萄糖酸钙的输入速度。 目标钙浓度： 体外 0.2 ～ 0.4 mmol/L 体内 1.00 ～ 1.20 mmol/L	在 CRRT 外循环起始段输入枸橼酸盐，枸橼酸盐入血后通过螯合外循环血液中的 iCa^{2+} 发挥抗凝作用。CRRT 外循环中的钙离子 < 0.35 mmol/L（检测滤器后的 iCa^{2+}）时抗凝效果最佳

抗感染药		
名称	常见用法及用量	注意事项
头孢曲松	常规用量 1 ～ 2 g qd；血液滤过或透析模式均建议 2 g q12 ～ 24 h	
头孢他啶	常规用量 1 ～ 2 g q8h/q12 h；血液滤过模式建议 1 ～ 2 g q12 h；含透析模式建议 1 g q12 h	
头孢吡肟	常规用量 1 ～ 2 g q8 h/q12 h；血液滤过模式建议 1 ～ 2 g q12 h；含透析模式建议 1 g q12 h	
头孢米诺钠	常规用量 1 g q12 h	在 CRRT 时国内外使用该药的文献报道很少，如需 CRRT，建议换用抗菌谱相似的药物，如拉氧头孢
头孢哌酮舒巴坦	常规用量 1.5~3 g q12 h；血液滤过或透析模式建议按照舒巴坦剂量计算，推荐为 1 g q8 h	
拉氧头孢钠	常规用量 1 g q12 h；血液滤过或透析模式建议 1 g q12 ～ 24 h	
哌拉西林他唑坦	常规用量 4.5 g q8 h；血液滤过模式建议 2.25 g q6 h；含透析模式建议 2.25 ～ 3.375 g q6 h	
左氧氟沙星	常规用量 0.5 ～ 0.75 g qd；血液滤过和透析模式建议负荷剂量 750 mg，然后 500 mg q48 h	
环丙沙星	常规用量 0.4 g q12 h；血液滤过模式建议 0.4 g qd；含透析模式建议 0.2 ～ 0.4 g q12 h	

抗感染药		
名称	常见用法及用量	注意事项
莫西沙星	常规用量 0.4 g qd；血液滤过模式或透析模式同常规用量	
比阿培南	常规用量 0.3 g q12 h；血液滤过模式或透析模式建议 0.3 g q8 h	相关文献少，如细菌最低抑菌浓度（minimum inhibitory concentration,MIC）高，CRRT 使用该药可能无法达到足够药效浓度
亚胺培南西司他丁钠	常规用量 0.5 ~ 1 g q6 h/q8 h；血液滤过模式建议 125~250 mg（透析日透析后给药）；含透析模式建议 0.5 ~ 1 g q12 h	
美罗培南	常规用量 0.5 ~ 1 g q8 h；血液滤过模式建议 1 g q12 h；含透析模式建议 0.5 g qd（透析日透析后给药）	
万古霉素	常规用量 0.5 g q6 h 或 1 g q12 h；血液滤过模式建议 15 ~ 25 mg/kg 负荷剂量，继而 1 g q48 h；含透析模式建议 15 ~ 25 mg/kg 负荷剂量，继而 1 g qd	第四次、第五次给药前 30 min 抽血测定血药浓度，以浓度进行剂量调整
利奈唑胺	常规用量 600 mg q12 h；血液滤过或透析模式同常规用量	
替考拉宁	常规用量 400 mg q12 h；使用 3 次后继而 6 mg/kg qd；血液滤过模式建议 12 mg/kg q48 h；含透析模式建议 12 mg/kg q72h（透析日透析后给药）	

抗感染药		
名称	常见用法及用量	注意事项
替加环素	常规用量 100 mg 负荷剂量，继而 50 mg q12 h；血液滤过或透析模式同常规用量	
甲硝唑磷酸二钠	常规用量 0.915 g q8 h；血液滤过或透析模式同常规用量	
阿米卡星	常规用量 15 mg/（kg·d）qd；血液滤过或透析模式建议负荷剂量 10 mg/kg，继而 7.5 mg/kg q24 ~ 48 h	该药有肾、耳毒性，使用过程中须监测肾功能及对患者进行听力检查
多黏菌素 B	常规用量 2 万 ~ 2.5 万 IU/kg 负荷剂量，继而 1.25 万 ~ 1.5 万 IU/kg q12 h；血液滤过或透析模式同常规用量	
克林霉素	常规用量 600 ~ 900 mg q8 h；血液滤过或透析模式同常规用量	
氟康唑	常规用量 400 mg 负荷剂量，继而 200 ~ 400 mg qd；血液滤过模式建议 200 ~ 400 mg q24 h；含透析模式建议 400 ~ 800 mg q24 h	
伏立康唑	常规用量 6 mg/kg q12h 2 次，继而 4 mg/kg q12 h；血液滤过或透析模式同常规用量	
卡泊芬净	常规用量 70 mg 负荷剂量 1 次，继而 50 mg qd；血液滤过或透析模式同常规用量	

其他		
名称	常见用法及用量	注意事项
硝普钠	常规容量 0.5 ~ 8 μg/（kg·min）；血液滤过或透析模式同常规用量	抗高血压药 CRRT 剂量调整主要依据为血压变化
胰岛素	常规用量 4 ~ 6 U/h；血液滤过或透析模式建议 75% 的使用剂量	肾衰竭患者对胰岛素敏感性增加，根据血糖调整胰岛素泵入剂量

（褚燕琦）

第一节 血管通路的建立

步骤	图示	注释
1	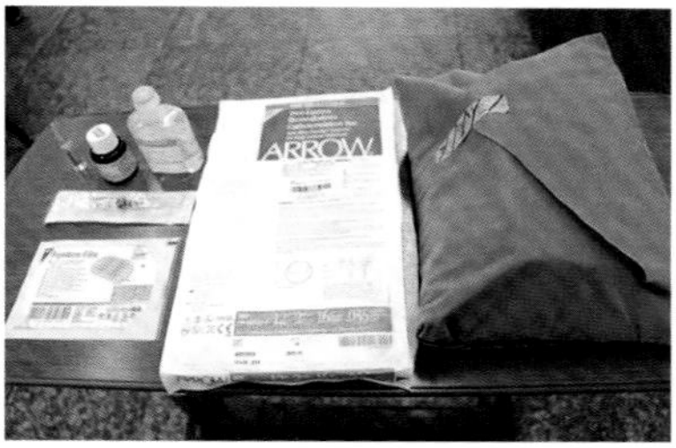	**操作用物准备** 中心静脉导管套装、无菌生理盐水 100 ml、无菌手套、2% 利多卡因或 1% 普鲁卡因注射液、中心静脉导管穿刺包、透明敷料、消毒物品、注射器、缝线等 核查有效期及包装的密闭性
2	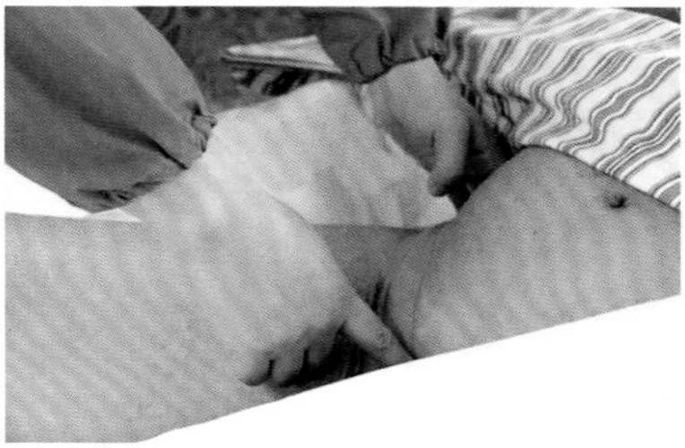	**选择导管置入位置** 导管置入位置要权衡风险和益处进行选择，原则上首选颈内静脉，然后依次为股静脉、锁骨下静脉，本节以股静脉为例 将腹股沟韧带中点下 2~3 cm，股动脉搏动点内侧 0.5~1.0 cm 处作为穿刺点

步骤	图示	注释
3	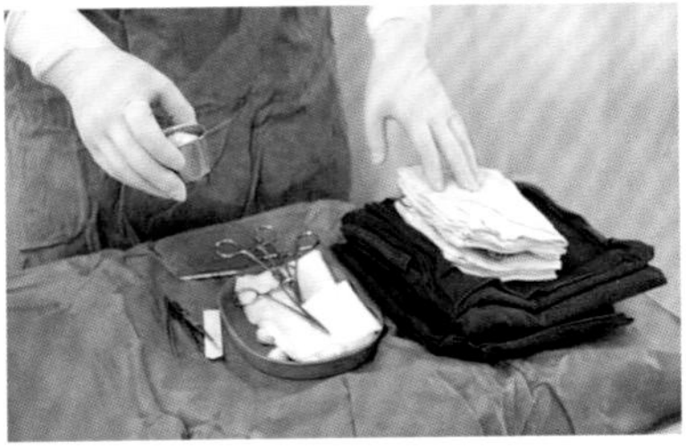	建立最大无菌屏障 操作者戴帽子、口罩，穿无菌手术衣，戴无菌手套，以无菌技术打开穿刺包
	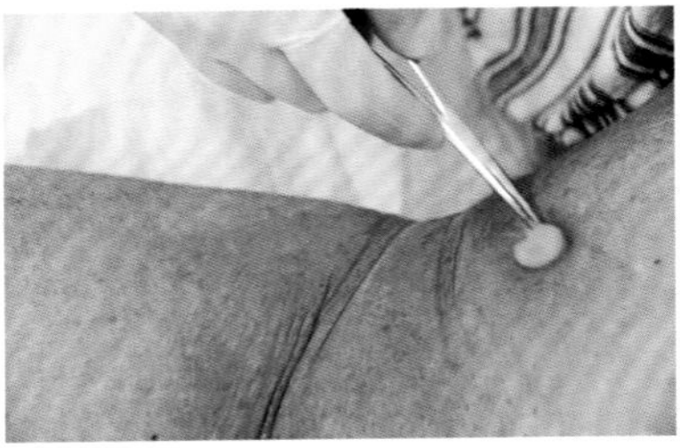	使用 2% 葡萄糖酸氯己定醇消毒皮肤，消毒范围 15 cm × 15 cm，尽可能使用机械摩擦力
	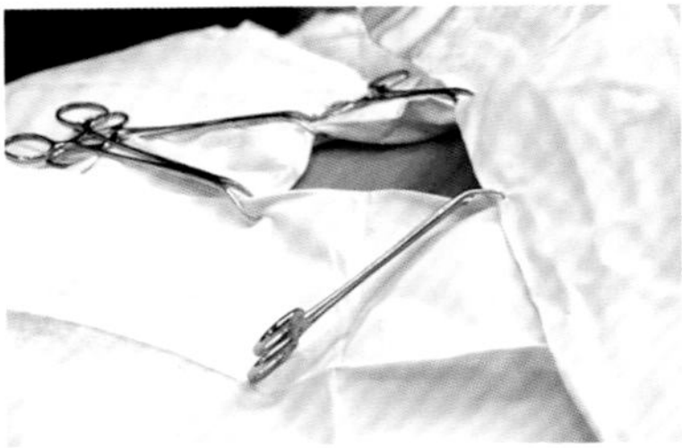	穿刺部位铺无菌治疗巾
	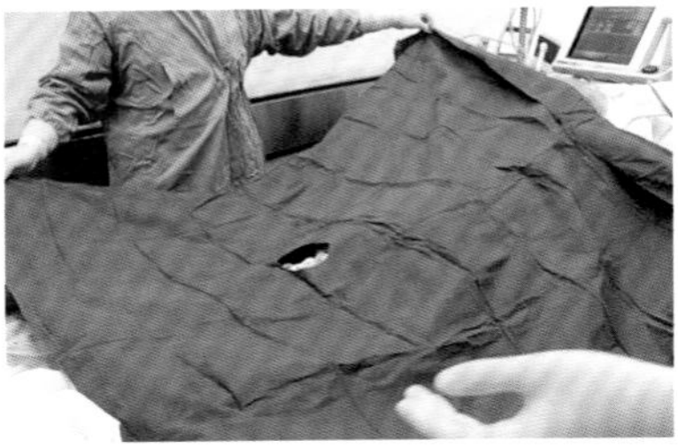	为患者全身覆盖无菌手术单，仅暴露穿刺局部

步骤	图示	注释
3	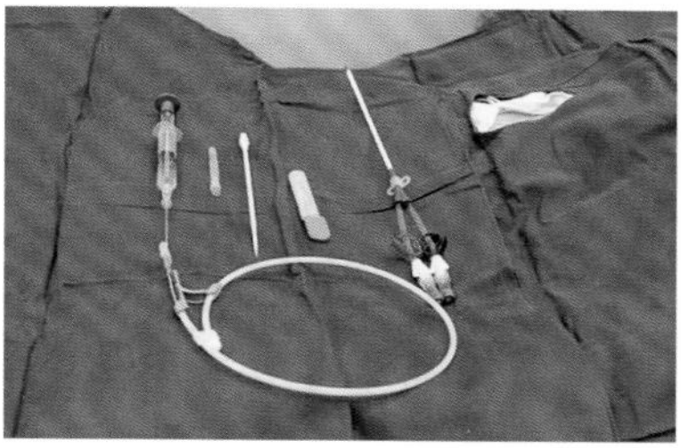	打开中心静脉导管套装，将所需用品放置在操作区域
4	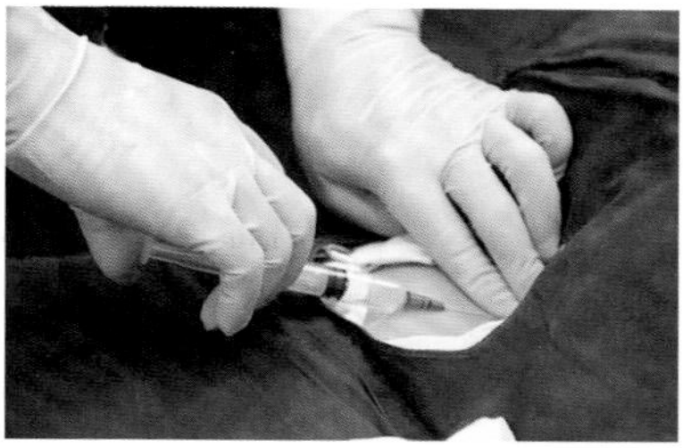	**局部麻醉** 消毒剂完全干燥后，开始进行穿刺术，使用 5 ml 注射器抽吸 2% 利多卡因或 1% 普鲁卡因注射液，实施局部浸润麻醉
5	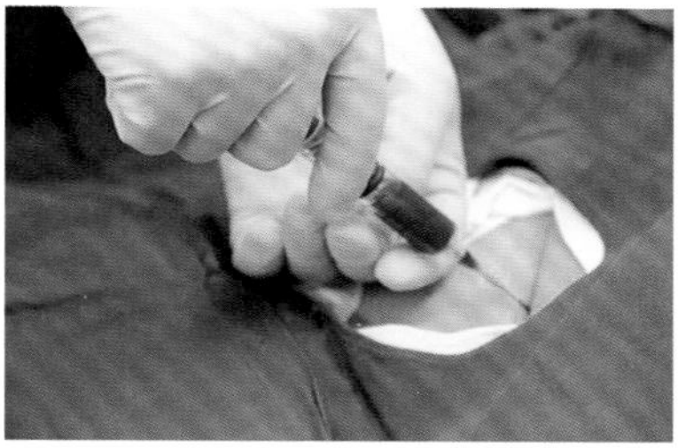	**穿刺血管** 更换穿刺针，将穿刺针与皮肤呈 30°~50°，针尖斜面向上，指向脐部进针。进针过程中，保持注射器带有轻度负压；当穿刺针刺入血管后，即有暗红色血液抽出，说明针尖已处于血管内
	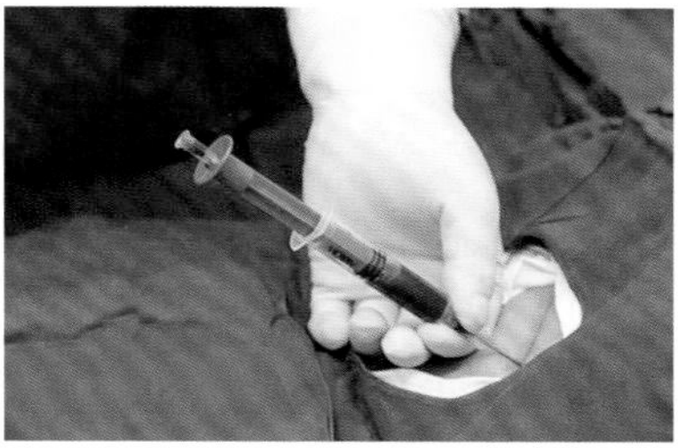	用一个针头插入穿刺针尾部，检测是否误入股动脉。检测无误后，拔出针头，准备放入导丝

步骤	图示	注释
6		**导入导丝** 操作者一手牢固固定穿刺针，保持其固定不动！另一手将导丝自穿刺针尾部直接导入 当导丝进入 15~20 cm 时，拔除穿刺针，同时注意将导丝留在血管内
7		**扩张皮肤** 用尖刀沿导丝做 3 mm 左右的皮肤切口，切口大小以刚好送入导管为宜 用扩张器沿导丝扩展皮肤、皮下组织及血管壁

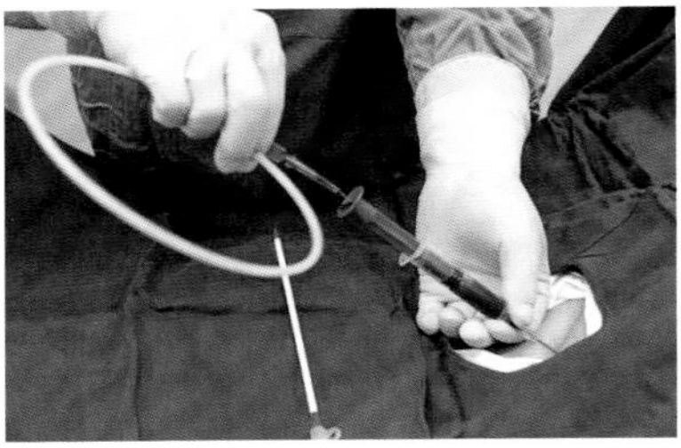

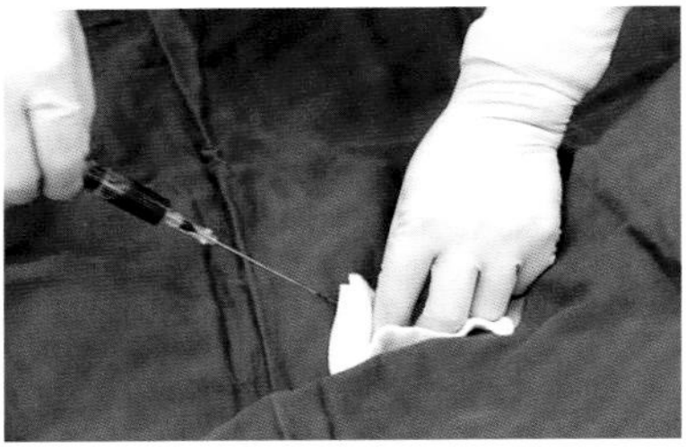

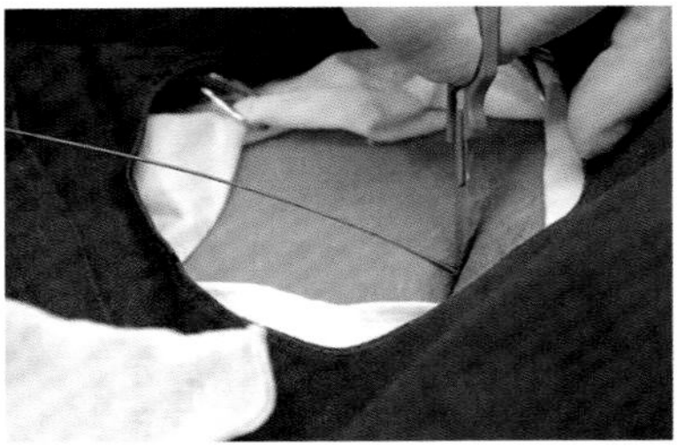

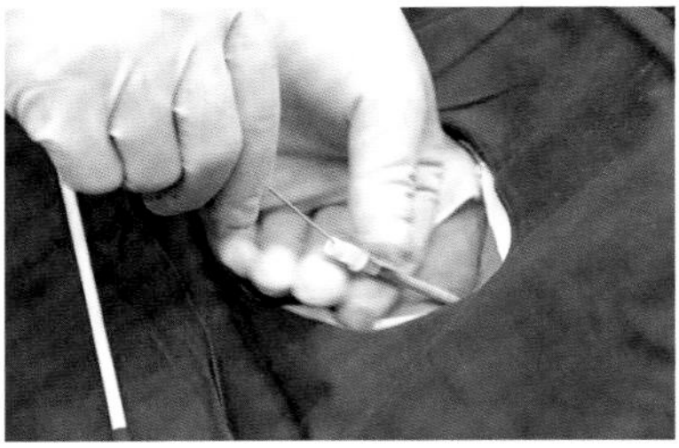

步骤	图示	注释
8	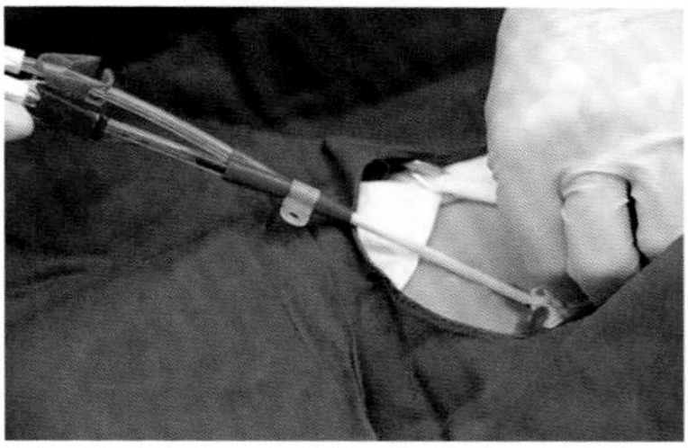	**置入导管** 将导管静脉端肝素帽取下，夹子（蓝色）打开，保持通畅 顺着导丝将导管置入股静脉
	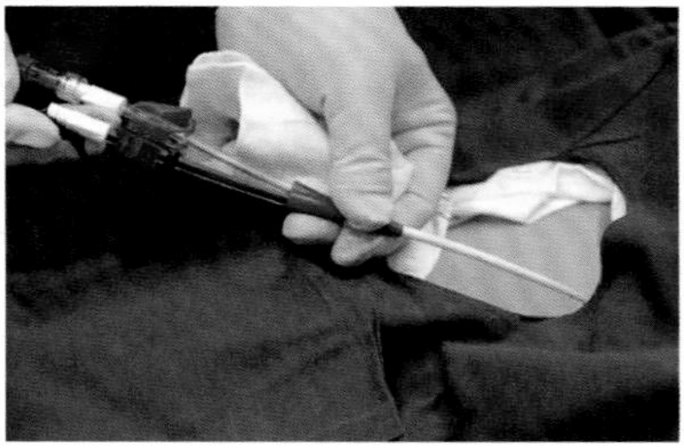	导管置入股静脉后，有回血自静脉端流出，证明管路通畅
	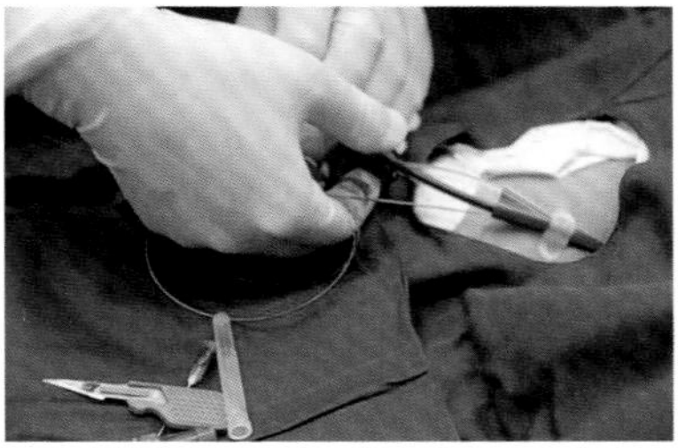	拔出导丝，关闭静脉端血管夹
9	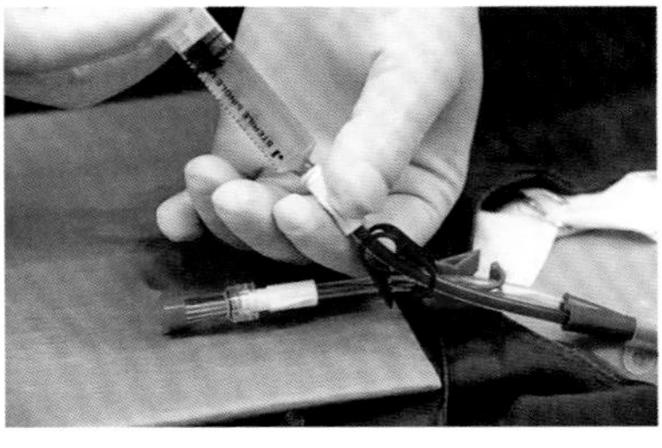	**冲洗导管** 用注射器抽吸静脉端回血，并用无菌生理盐水反复冲洗静脉端，注入无阻力，管路通畅，用生理盐水或用肝素盐水进行封管，避免血栓形成，冲管后夹闭静脉夹

步骤	图示	注释
9	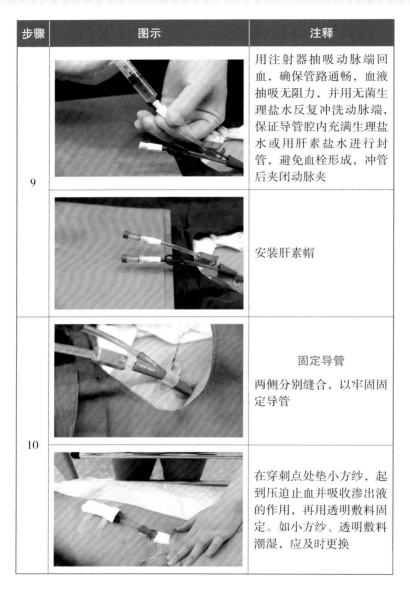	用注射器抽吸动脉端回血，确保管路通畅，血液抽吸无阻力，并用无菌生理盐水反复冲洗动脉端，保证导管腔内充满生理盐水或用肝素盐水进行封管，避免血栓形成，冲管后夹闭动脉夹
		安装肝素帽
10		固定导管 两侧分别缝合，以牢固固定导管
		在穿刺点处垫小方纱，起到压迫止血并吸收渗出液的作用，再用透明敷料固定。如小方纱、透明敷料潮湿，应及时更换

（陈　宏　王欣然　王　硕）

第二节　中心静脉导管的维护

步骤	图示	注释
1	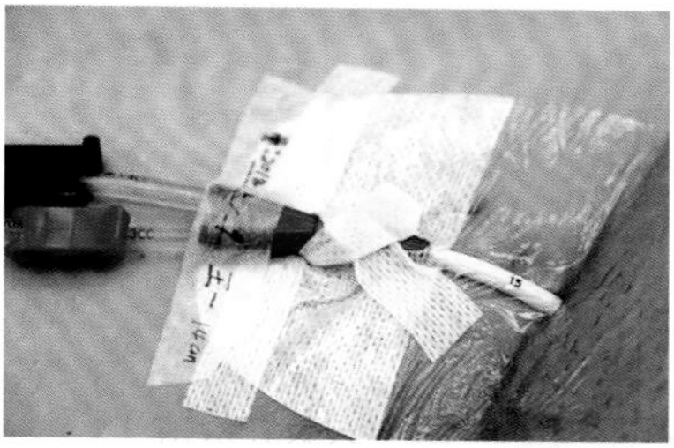	**每日评估导管** 评估导管留置的必要性 评估导管的固定及透明敷料粘贴情况 评估导管位置及留置刻度 评估穿刺部位有无压痛、红、肿及分泌物
2	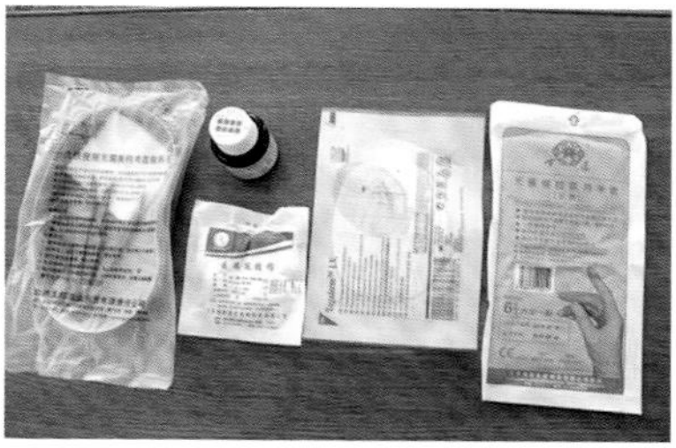	**操作前准备** 操作者洗手，戴无菌口罩、帽子，准备一次性弯盘、无菌棉球、2% 葡萄糖酸氯己定醇消毒液（或含碘消毒液）、透明敷料、无菌手套
3	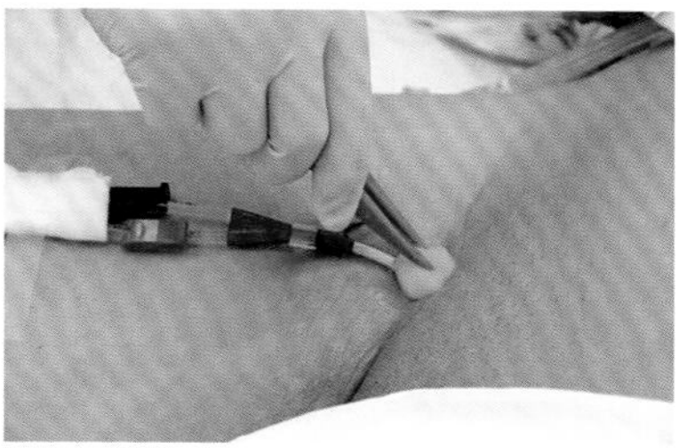	**消毒皮肤** 0° 或 180° 去除旧敷料后，戴无菌手套，用 2% 葡萄糖酸氯己定棉球擦拭消毒皮肤 3 遍。消毒范围以穿刺点为中心，自内向外环形消毒，直径大于敷料面积，顺时针、逆时针、顺时针各 1 遍，每遍要求消毒无缝隙，使用机械摩擦力 消毒后，皮肤应待干

步骤	图示	注释
4	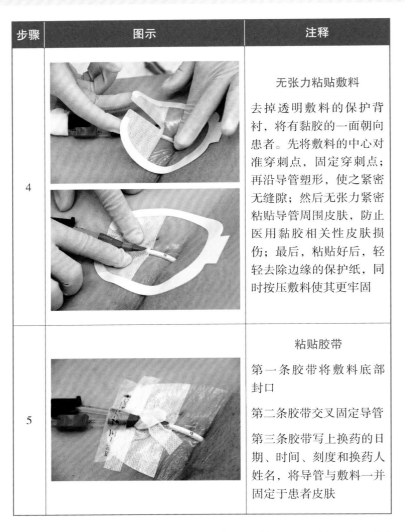	**无张力粘贴敷料** 去掉透明敷料的保护背衬，将有黏胶的一面朝向患者。先将敷料的中心对准穿刺点，固定穿刺点；再沿导管塑形，使之紧密无缝隙；然后无张力紧密粘贴导管周围皮肤，防止医用黏胶相关性皮肤损伤；最后，粘贴好后，轻轻去除边缘的保护纸，同时按压敷料使其更牢固
5		**粘贴胶带** 第一条胶带将敷料底部封口 第二条胶带交叉固定导管 第三条胶带写上换药的日期、时间、刻度和换药人姓名，将导管与敷料一并固定于患者皮肤

（王欣然　王　硕　龚茜茜）

第三节　CRRT 管路的安装

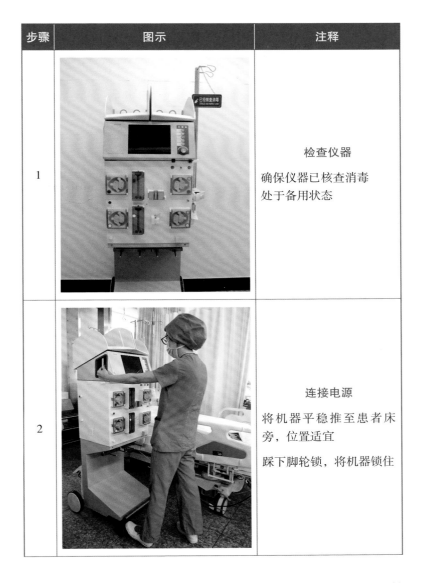

步骤	图示	注释
1		**检查仪器** 确保仪器已核查消毒处于备用状态
2		**连接电源** 将机器平稳推至患者床旁，位置适宜 踩下脚轮锁，将机器锁住

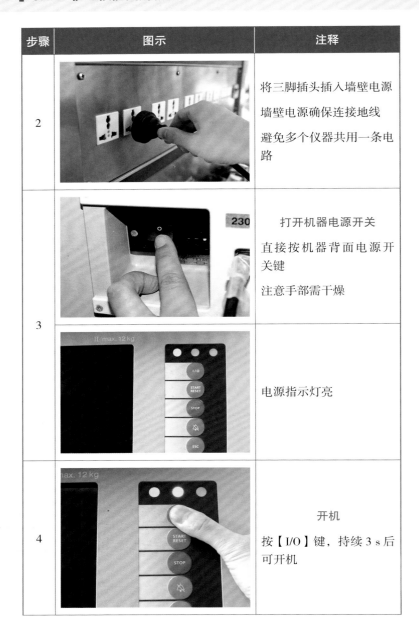

步骤	图示	注释
2		将三脚插头插入墙壁电源 墙壁电源确保连接地线 避免多个仪器共用一条电路
3		打开机器电源开关 直接按机器背面电源开关键 注意手部需干燥
		电源指示灯亮
4		开机 按【I/O】键，持续 3 s 后可开机

步骤	图示	注释
5	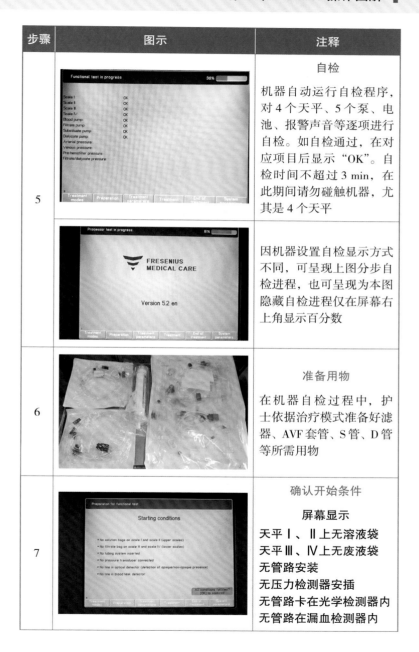	自检 机器自动运行自检程序，对 4 个天平、5 个泵、电池、报警声音等逐项进行自检。如自检通过，在对应项目后显示"OK"。自检时间不超过 3 min，在此期间请勿碰触机器，尤其是 4 个天平
		因机器设置自检显示方式不同，可呈现上图分步自检进程，也可呈现为本图隐藏自检进程仅在屏幕右上角显示百分数
6		准备用物 在机器自检过程中，护士依据治疗模式准备好滤器、AVF 套管、S 管、D 管等所需用物
7		确认开始条件 **屏幕显示** 天平Ⅰ、Ⅱ上无溶液袋 天平Ⅲ、Ⅳ上无废液袋 无管路安装 无压力检测器安插 无管路卡在光学检测器内 无管路在漏血检测器内

步骤	图示	注释
7	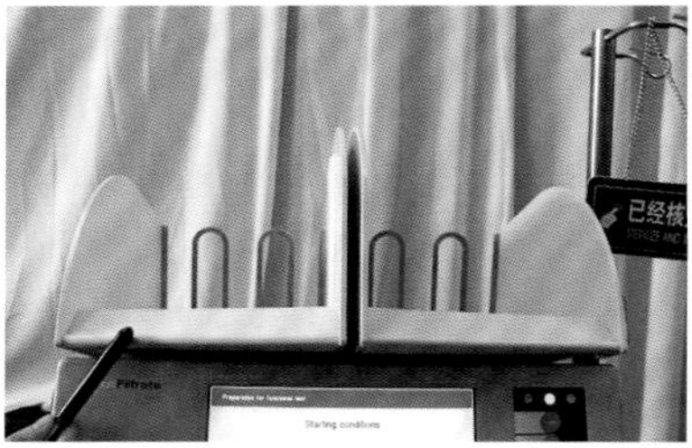	天平Ⅰ、Ⅱ上无溶液袋 不能将任何物品放在天平上，窗帘及隔离帘不能碰触天平 避开新风等设备出风口 因天平面是倾斜的，检查时一定要保证视线可看全天平（必要时可踮脚检查）
	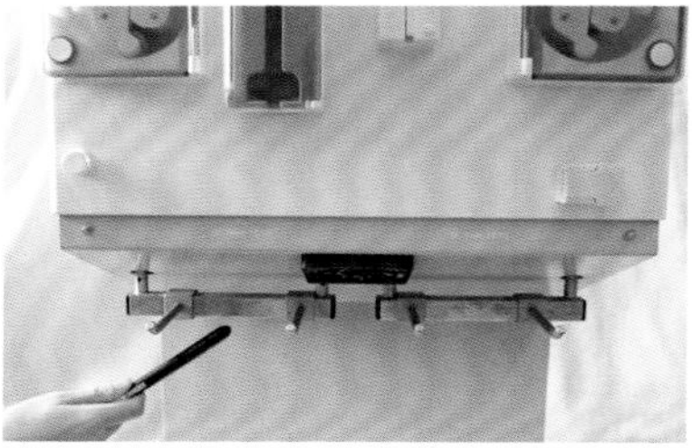	天平Ⅲ、Ⅳ上无废液袋 不能将任何物品放在天平上 一定要保证视线可看到（必要时可弯腰检查）
	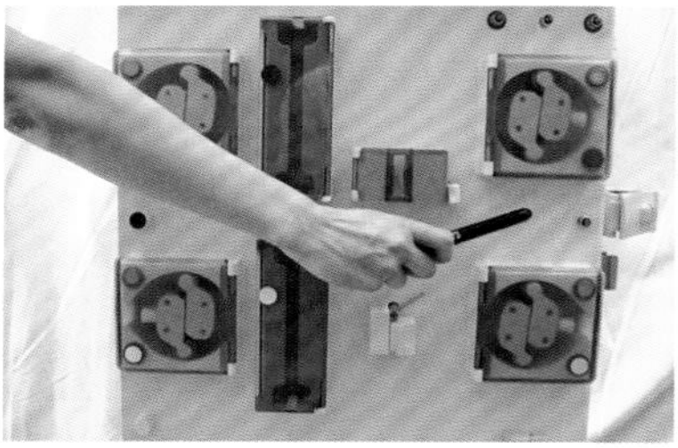	无管路安装 各个泵门关闭状态 泵轮指向起始位（3点钟或9点钟方向）
	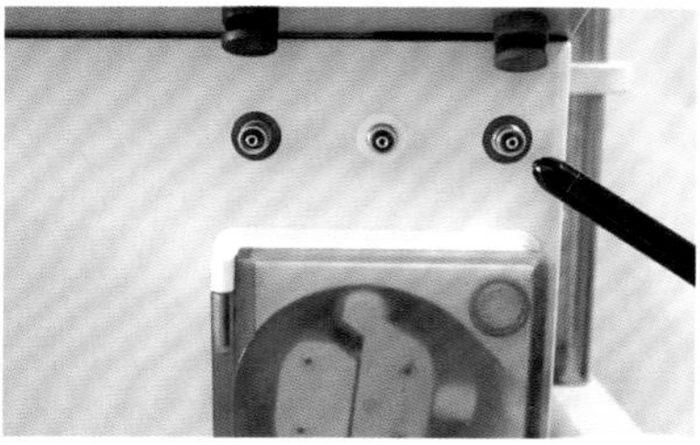	无压力传感器安插 检测器清洁、无破损

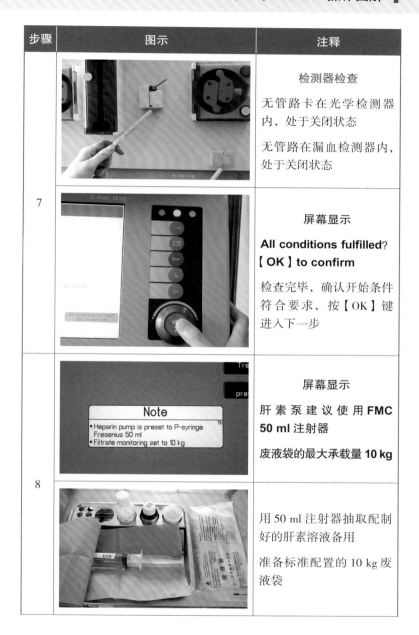

步骤	图示	注释
7		**检测器检查** 无管路卡在光学检测器内，处于关闭状态 无管路在漏血检测器内，处于关闭状态
		屏幕显示 **All conditions fulfilled?** **【OK】to confirm** 检查完毕，确认开始条件符合要求，按【OK】键进入下一步
8		**屏幕显示** 肝素泵建议使用**FMC 50 ml**注射器 废液袋的最大承载量**10 kg**
		用50 ml注射器抽取配制好的肝素溶液备用 准备标准配置的10 kg废液袋

步骤	图示	注释
9	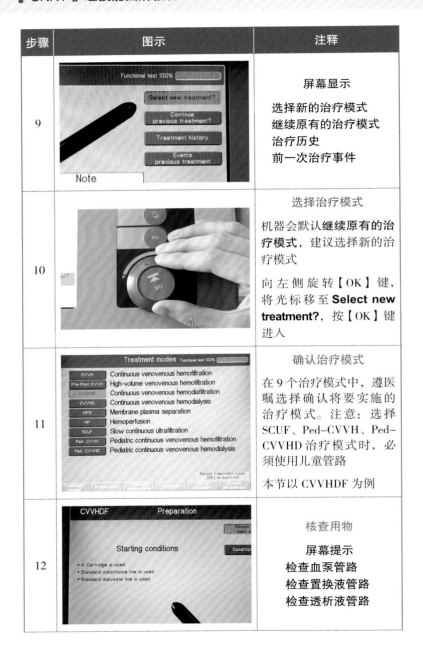	**屏幕显示** 选择新的治疗模式 继续原有的治疗模式 治疗历史 前一次治疗事件
10		**选择治疗模式** 机器会默认继续原有的治疗模式，建议选择新的治疗模式 向左侧旋转【OK】键，将光标移至 **Select new treatment?**，按【OK】键进入
11		**确认治疗模式** 在 9 个治疗模式中，遵医嘱选择确认将要实施的治疗模式。注意：选择 SCUF、Ped–CVVH、Ped–CVVHD 治疗模式时，必须使用儿童管路 本节以 CVVHDF 为例
12		**核查用物** 屏幕提示 检查血泵管路 检查置换液管路 检查透析液管路

步骤	图示	注释
12	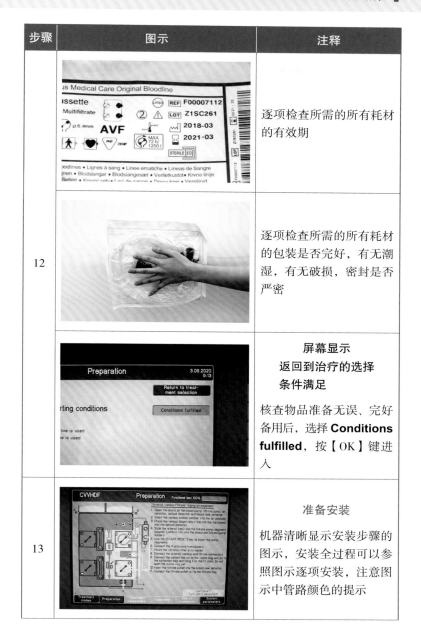	逐项检查所需的所有耗材的有效期
		逐项检查所需的所有耗材的包装是否完好，有无潮湿，有无破损，密封是否严密
		屏幕显示 **返回到治疗的选择** **条件满足** 核查物品准备无误、完好备用后，选择 **Conditions fulfilled**，按【OK】键进入
13		**准备安装** 机器清晰显示安装步骤的图示，安装全过程可以参照图示逐项安装，注意图示中管路颜色的提示

步骤	图示	注释
14	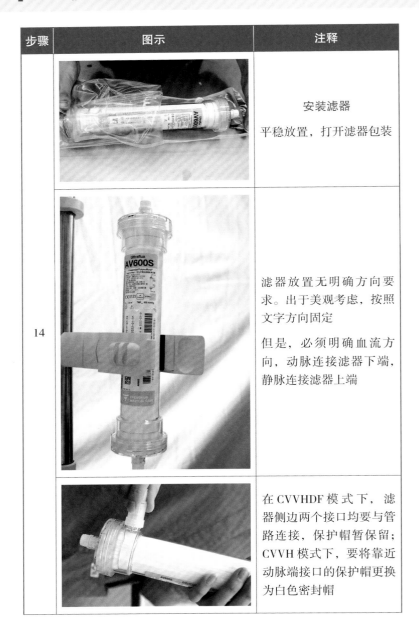	安装滤器 平稳放置，打开滤器包装 滤器放置无明确方向要求。出于美观考虑，按照文字方向固定 但是，必须明确血流方向，动脉连接滤器下端，静脉连接滤器上端 在 CVVHDF 模式下，滤器侧边两个接口均要与管路连接，保护帽暂保留；CVVH 模式下，要将靠近动脉端接口的保护帽更换为白色密封帽

步骤	图示	注释
15	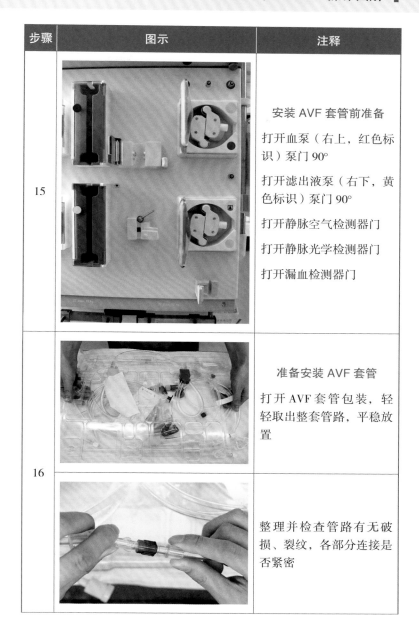	**安装 AVF 套管前准备** 打开血泵（右上，红色标识）泵门 90° 打开滤出液泵（右下，黄色标识）泵门 90° 打开静脉空气检测器门 打开静脉光学检测器门 打开漏血检测器门
16		**准备安装 AVF 套管** 打开 AVF 套管包装，轻轻取出整套管路，平稳放置 整理并检查管路有无破损、裂纹，各部分连接是否紧密

步骤	图示	注释
16	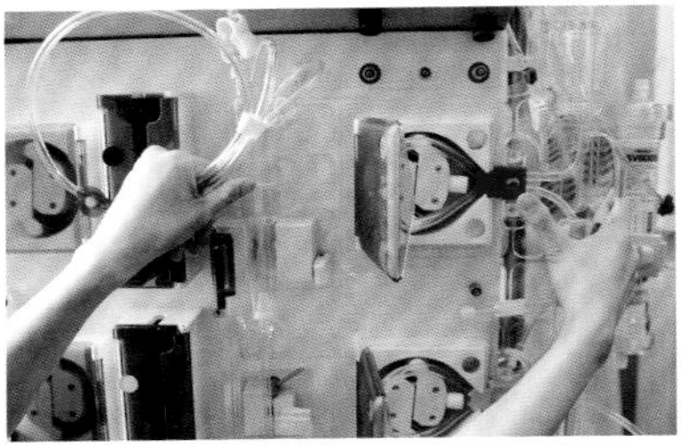	双手持整套管路，对应已打开的 2 个泵门、3 个检测器门，将 AVF 套管水平轻轻地嵌入血泵及滤出液泵上，将静脉壶嵌入静脉空气检测器内 注意将各连接管路均整理有序，握于手中，避免零散影响操作
17	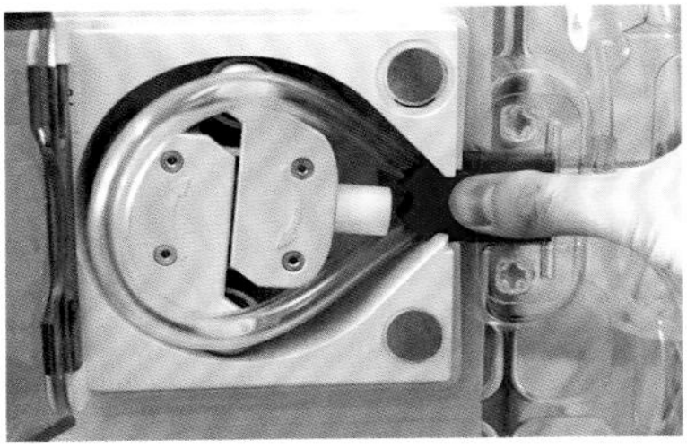	安装血泵和滤出液泵管 上机时，要求两个泵同时完成管路安装，先将血泵、滤出液泵泵管固定夹（非硅胶部分）分别水平推入血泵或滤出液泵凹槽底部，确保泵管固定夹与泵贴合紧密，以减少卡管的发生
	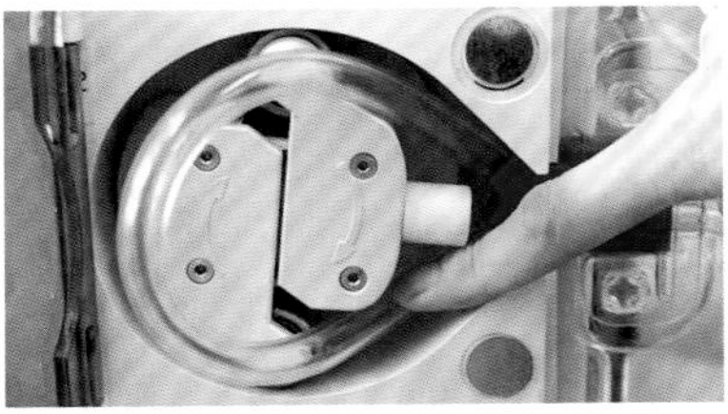	将两个泵管硅胶管路按顺时针方向轻轻向泵轮深处推送一下，以减少卡管的发生
	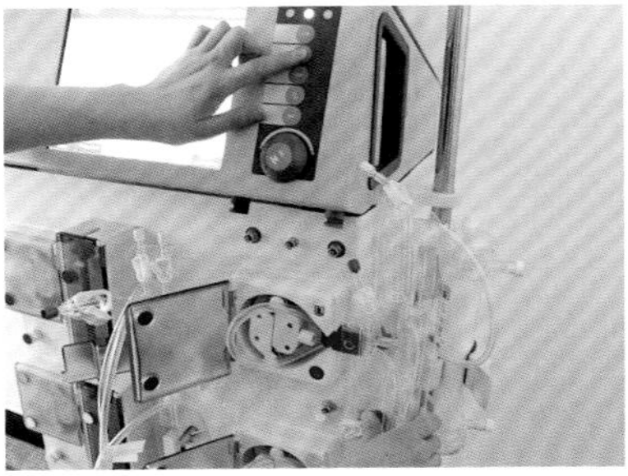	操作者右手放于两个泵中间的管路背衬板上，轻轻下压背衬板，使泵管不会滑出泵外，左手持续按住【START/RESET】键

步骤	图示	注释
17	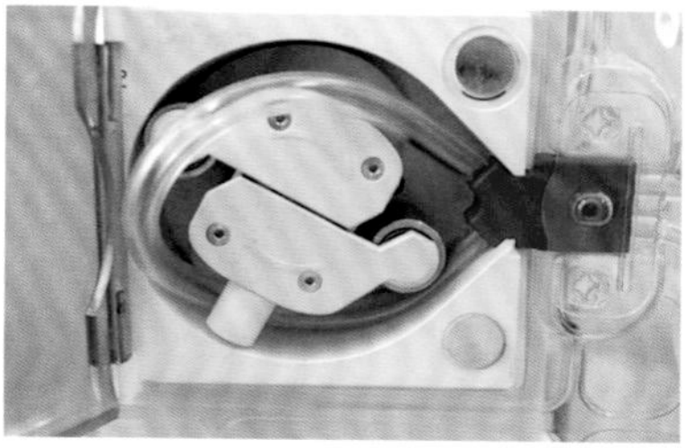	血泵、滤出液泵泵轮开始顺时针旋转,将泵管带入轨道
	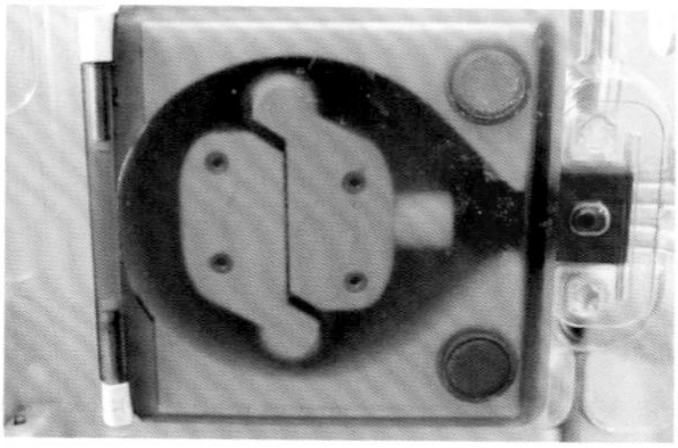	在3点钟方向,泵轮停止转动,停止按【START/RESET】键,分别关闭血泵和滤出液泵的泵门
18	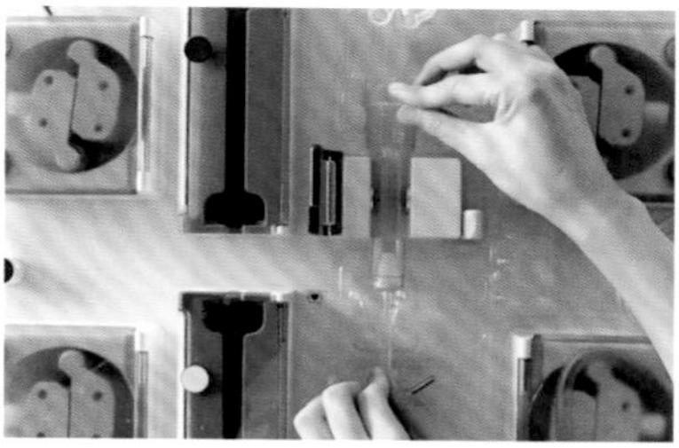	安装静脉壶 垂直管路方向推动静脉壶,使其充分卡入机器上的卡口及静脉空气检测器内
	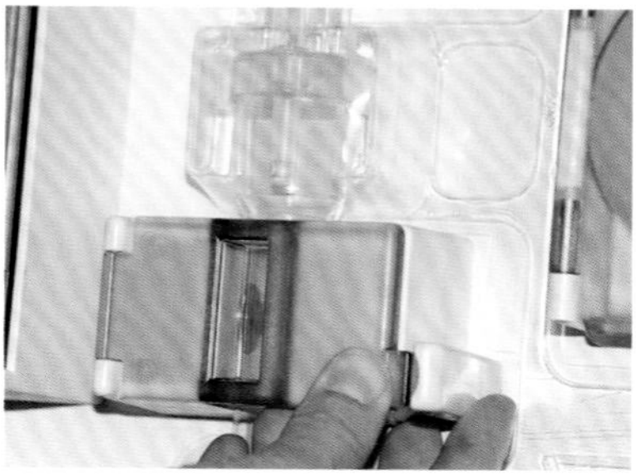	确认管路及静脉壶无扭曲及变形,关闭静脉空气检测器门,听到一声"咔",静脉壶安装完成

步骤	图示	注释
19	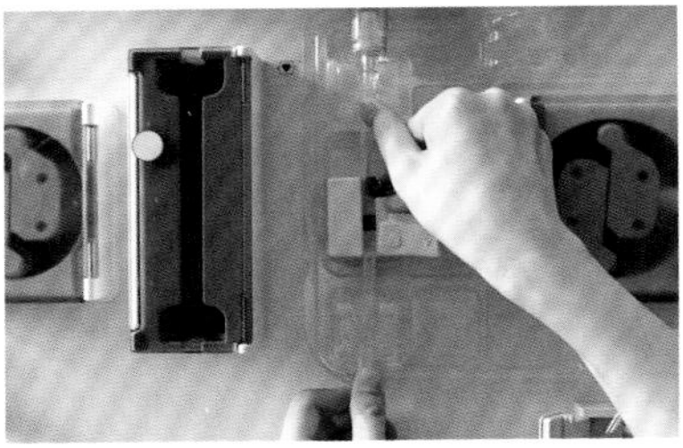	**连接光学检测器** 操作者左手将静脉壶下端管路尽量拉伸，使其相对紧绷；右手示指和中指向下按压光学检测器的金属手柄，同时大拇指垂直管路方向推送管路至光学检测器最深处
	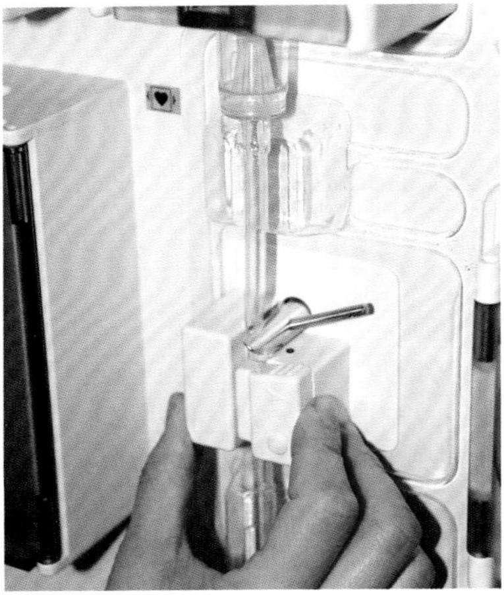	卡好后，关闭光学检测器门
20	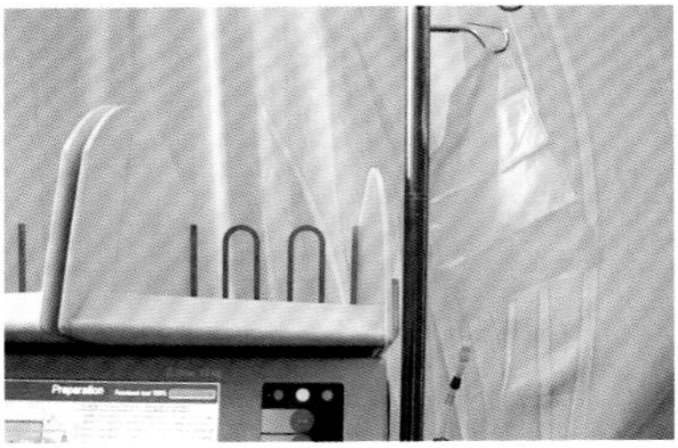	**悬挂静脉回路袋** AVF 套装中带有静脉回路袋，用于收集预冲液。将静脉回路袋悬挂在机器自带的输液架上（外侧）

步骤	图示	注释
21	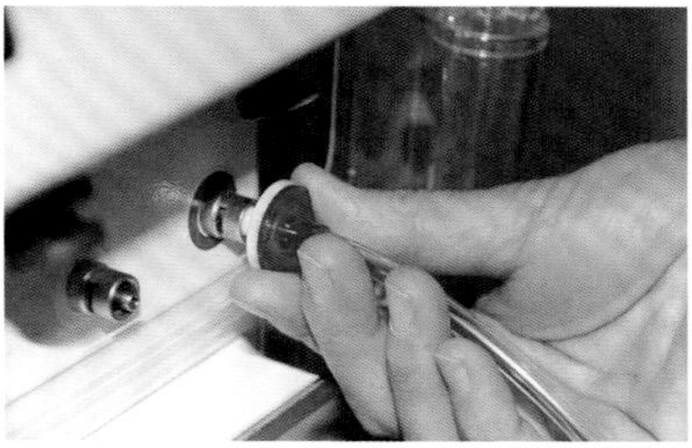	**安装滤器前（动脉）管路** 按照血流方向，从动脉端开始安装。首先连接动脉压力传感器，将红色保护罩按顺时针方向与动脉压力检测器拧紧，确保管路无打折及扭曲
	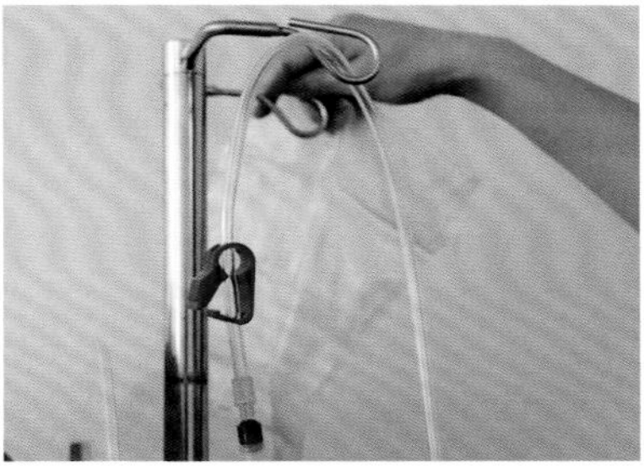	将动脉（患者端）管路悬挂于输液架（内侧）备用
	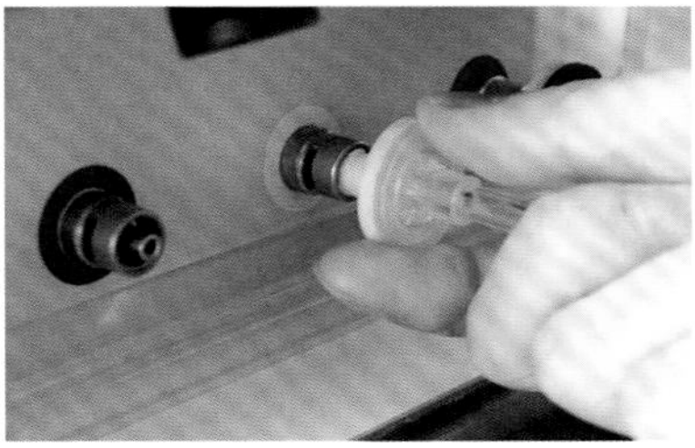	连接滤器前压力传感器，白色保护罩按顺时针方向与滤器前压力检测器拧紧，确保管路无打折及扭曲
	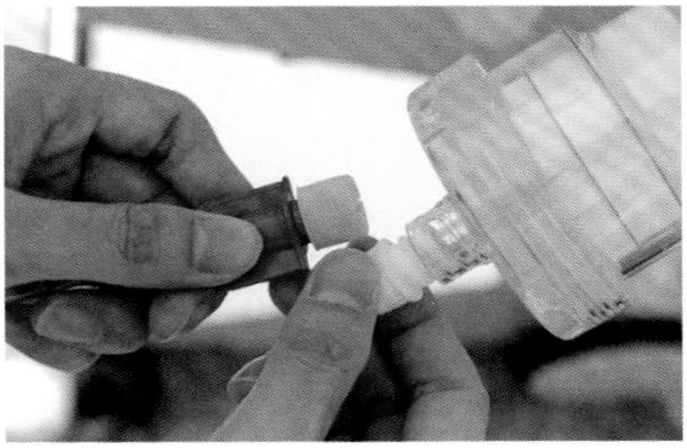	调整滤器固定架的方向，将滤器横置，使连接的操作在直视下完成；动脉（滤器端）与滤器下端连接时，先去除滤器接口保护帽，再将动脉管路保护帽摘下，两者紧密连接，严格无菌操作

步骤	图示	注释
22	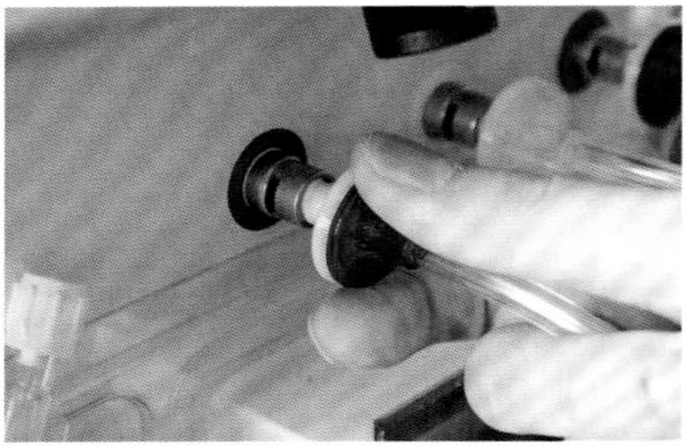	安装滤器后（静脉）管路 沿血流方向安装静脉管路。先连接静脉压力传感器，蓝色保护罩按顺时针方向与静脉压力检测器拧紧，确保管路无打折及扭曲
	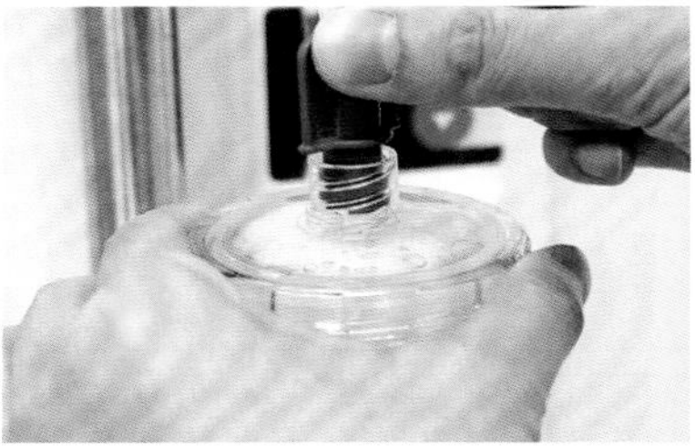	调整滤器固定架的方向，将滤器重新纵向放置，静脉（滤器端）与滤器上端连接时，先去除滤器接口保护帽，再将静脉管路保护帽摘下，两者紧密连接，严格无菌操作
23	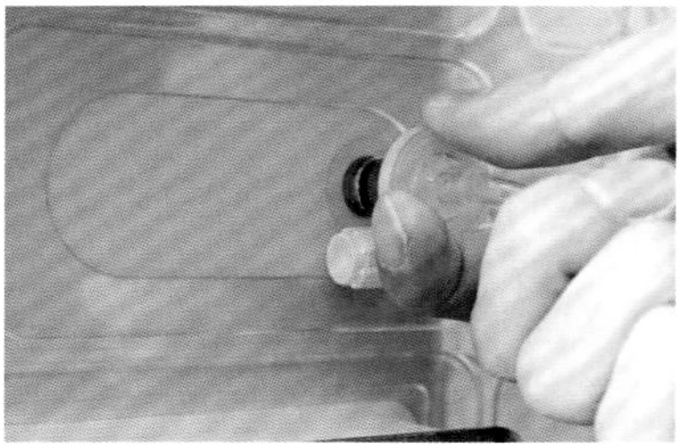	安装滤出液管路 连接滤出液压力传感器，将黄色保护罩按顺时针方向与超滤压力检测器拧紧，确保管路无打折及扭曲
	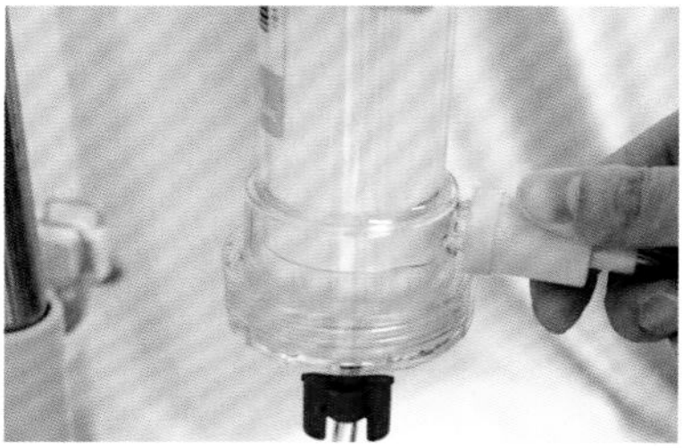	去除滤器侧面接口（靠近动脉端）保护帽，紧密连接滤出液接头（黄色）

步骤	图示	注释
24	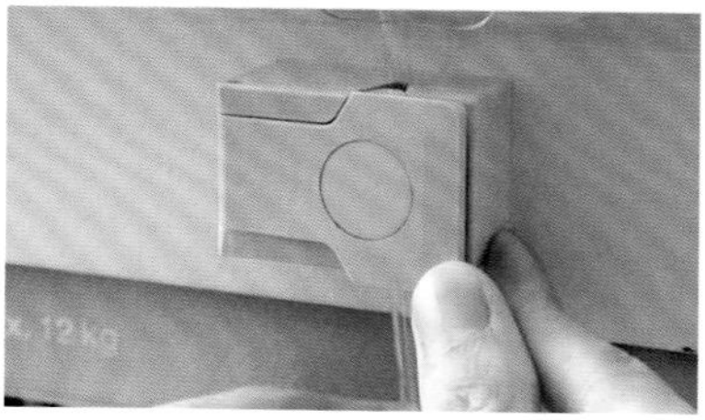	**连接漏血检测器** 将滤出液管路卡入漏血检测器，关闭漏血检测器门
25	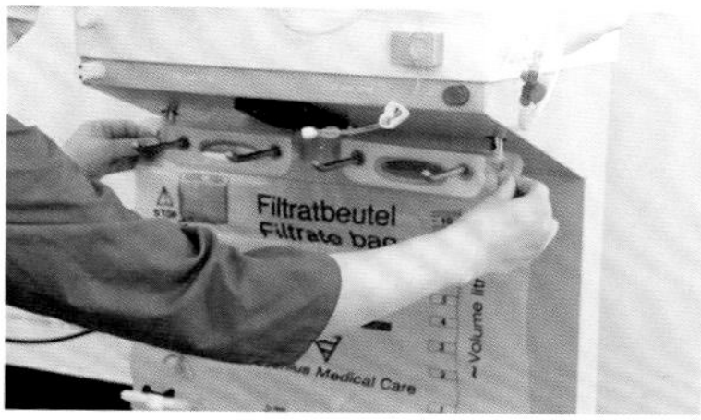	**连接废液袋** 将废液袋悬挂于天平Ⅲ、Ⅳ上，并将袋子推送于天平的最里端，以确保固定稳妥，减少因可能的晃动导致的平衡报警
25	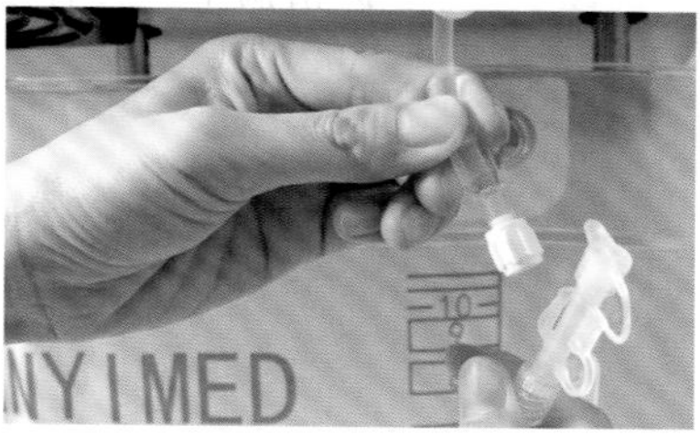	连接滤出液管路与废液袋，先去除滤出液管路保护帽，再将废液袋保护帽摘下，两者紧密连接，严格无菌操作
26	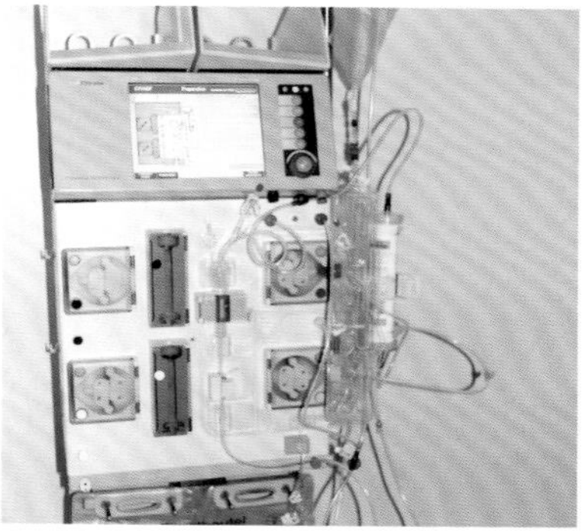	AVF 套管安装完毕

步骤	图示	注释
27	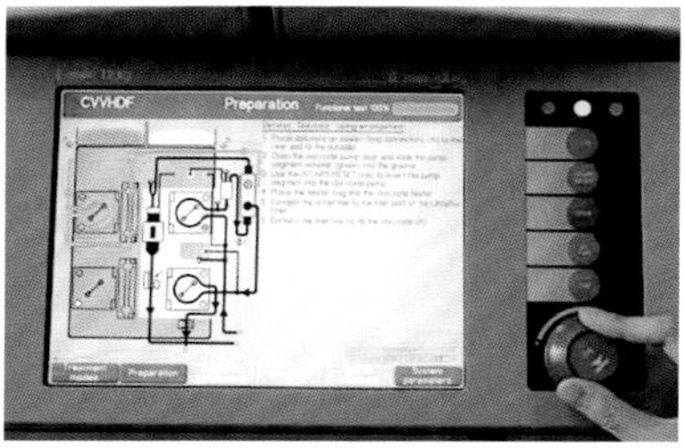	**安装透析液管路** 向右旋转【OK】键，屏幕显示下一步安装，参照绿色提示安装透析液管路
	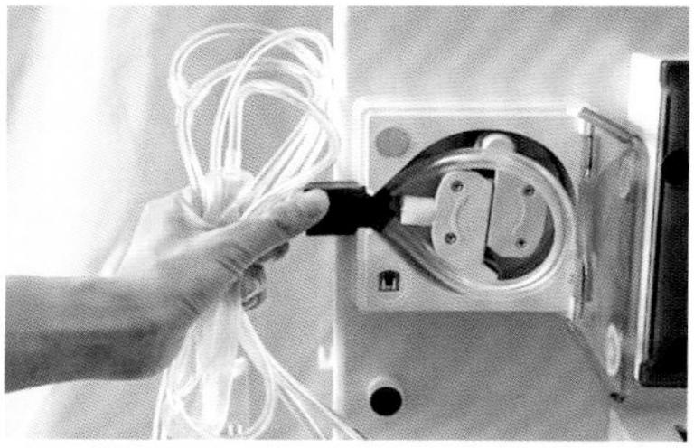	打开透析泵（左上，绿色标识）泵门，打开D管包装，检查管路有无破损、裂纹，整理管路，握于手中
	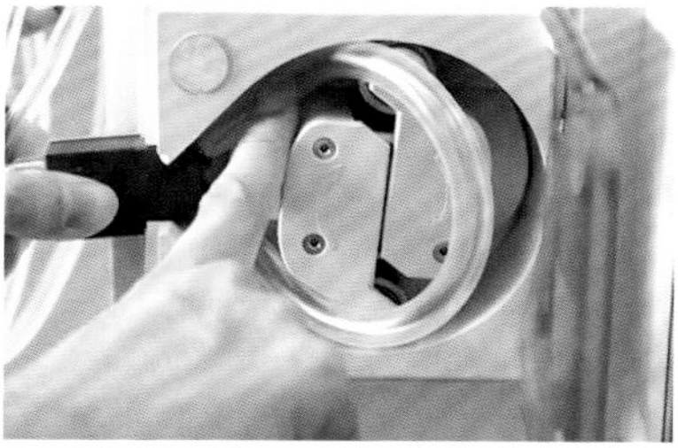	将泵管固定夹部分（箭头在上）水平推入透析泵凹槽底部，将硅胶管路按顺时针方向轻轻向泵轮深处推送一下
	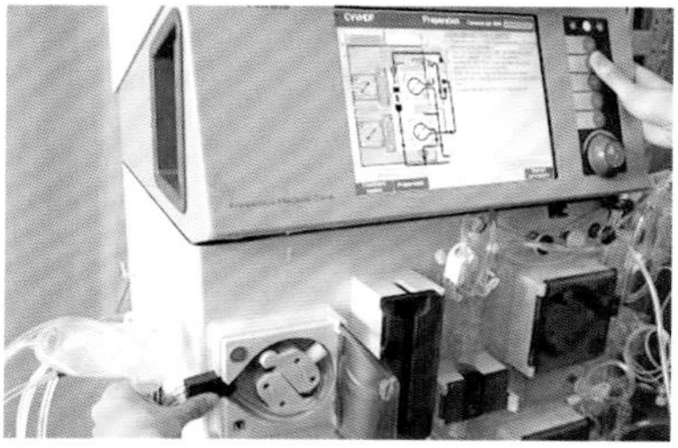	操作者左手固定泵管固定夹部分，使泵管不会滑出泵外，右手持续按住【START/RESET】键，泵轮开始顺时针旋转，将泵管带入轨道

步骤	图示	注释
27	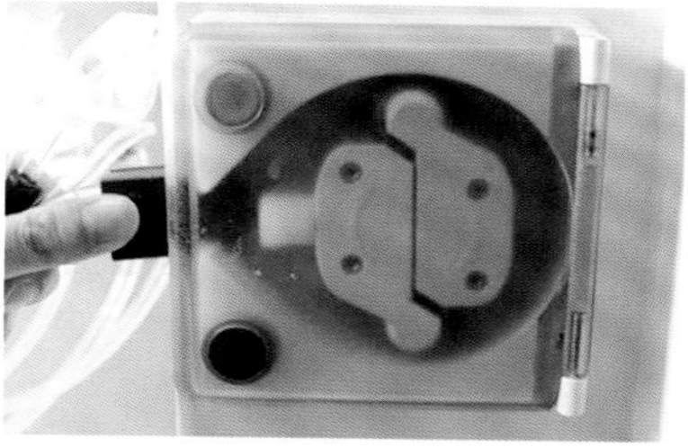	在九点钟位，泵轮停止转动，停止按【START/RESET】键，关闭透析泵泵门
		CVVHDF 模式透析液对应的为天平Ⅰ（左上），切勿变更位置
		将透析液连接管从后面放到天平Ⅰ（左上）备用
		打开透析液加温器门，将加温囊顺着透析液流入方向（由下至上）放入加温器中，确保放入完全、无打折及扭曲，关闭泵门

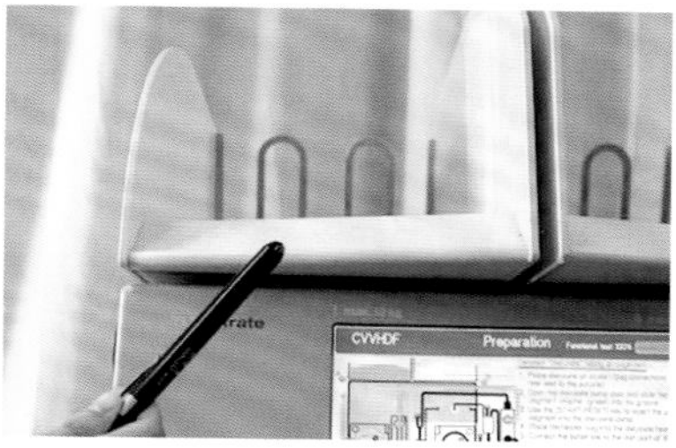

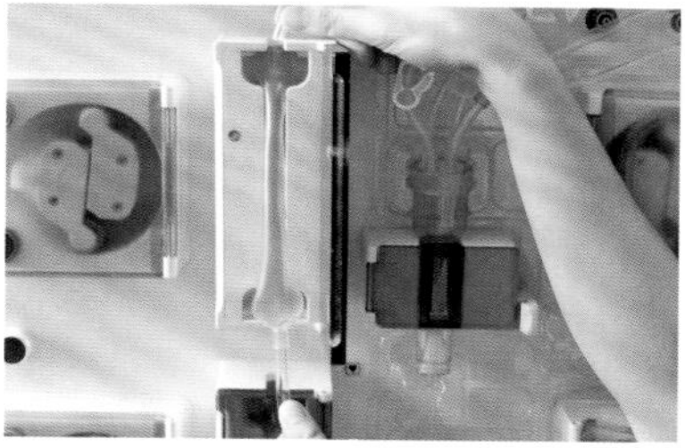

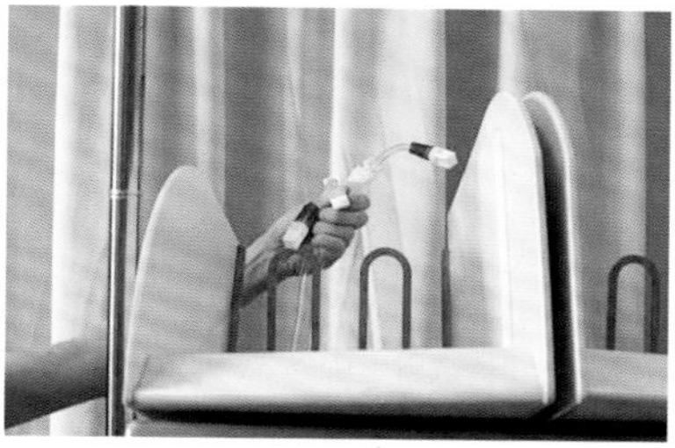

步骤	图示	注释
27	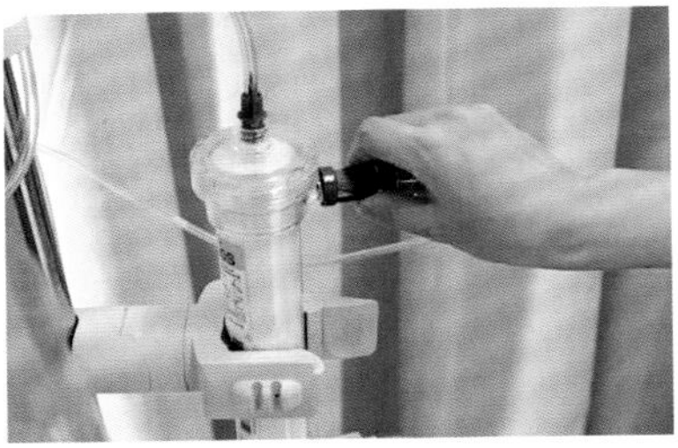	连接滤器，去除滤器侧面接口（靠近静脉端）保护帽，紧密连接透析液接头（绿色）
	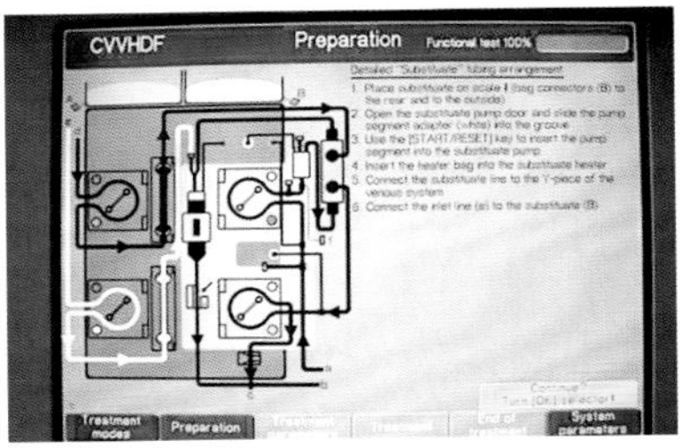	安装置换液管路 再次向右旋转【OK】键，屏幕显示下一步安装，参照白色提示安装置换液管路
28	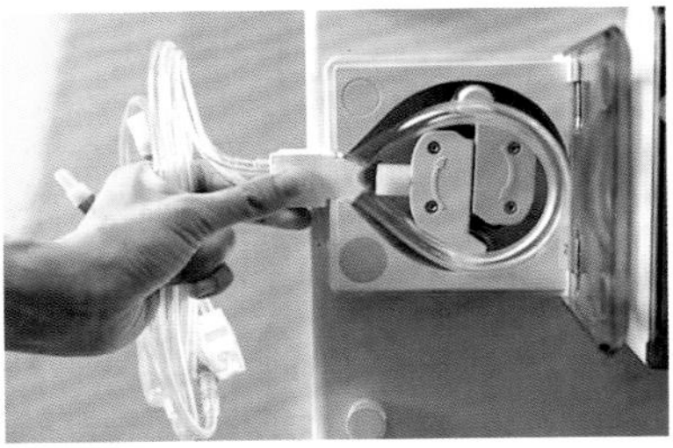	打开置换泵（左下，白色标识）泵门，打开S管包装，检查管路有无破损、裂纹，整理管路，握于手中
	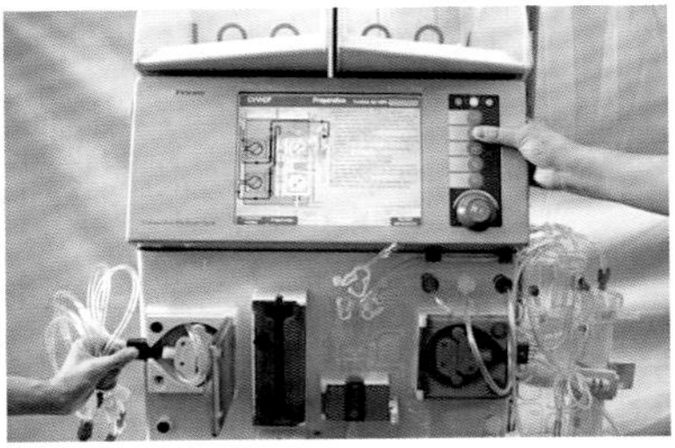	安装方法同透析管路，安装结束后关闭置换泵泵门

步骤	图示	注释
28	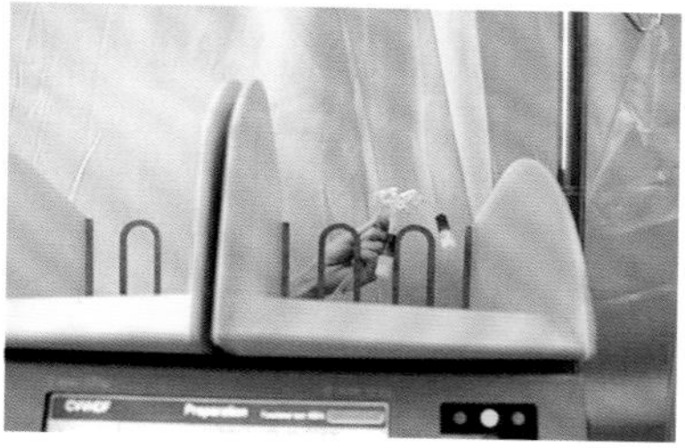	CVVHDF 模式置换液对应的为天平Ⅱ（右上），切勿变更位置；但是，在 CVVH 模式，天平Ⅰ、Ⅱ均可以放置置换液 明确天平的位置后，将置换液连接管从后面放到天平Ⅱ（右上）备用
	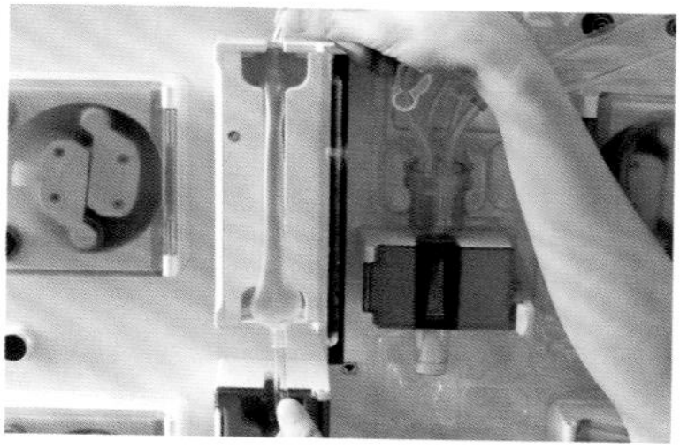	打开置换液加温器门，将加温囊顺着置换液流入方向（由下至上）放入加温器中，确保放入完全、无打折及扭曲，关闭泵门
	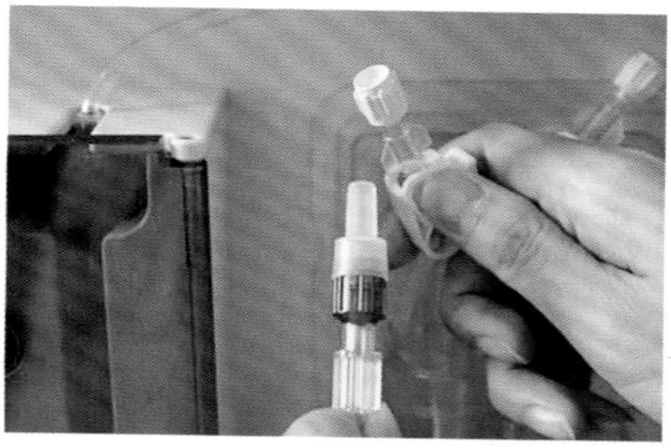	连接静脉壶，无论选择前稀释还是后稀释，预冲时均接在静脉壶上方 先去除静脉壶接口的保护帽，再去除置换液管路接口的保护帽，两者紧密连接，严格无菌操作
29	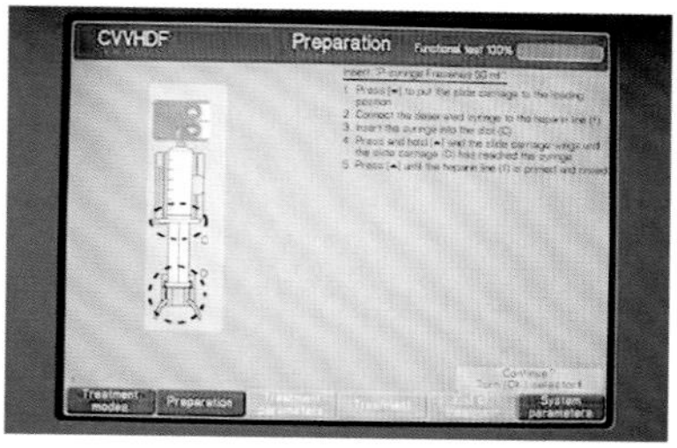	安装肝素注射器 安装好 D 管和 S 管后，再次向右旋转【OK】键，屏幕显示肝素注射器的安装

步骤	图示	注释
29	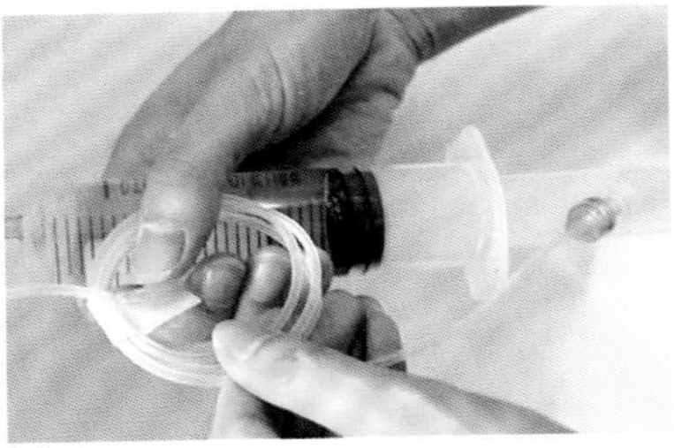	将准备好的 50 ml 肝素注射器连接至 AVF 套管动脉壶下方的肝素连接管上，去除连接管的保护帽，将注射器的乳头与其紧密连接，严格无菌操作。如无需使用肝素，应将连接管在近动脉壶的根部夹闭
		将连接好的注射器安装在机器右侧肝素泵的注射器卡槽内 标签及刻度朝外
	 上肝素 （微信扫码看视频）	左手打开肝素泵推进器的注射器夹，右手按住肝素泵【△】键，推进器自动上升，与针栓对接

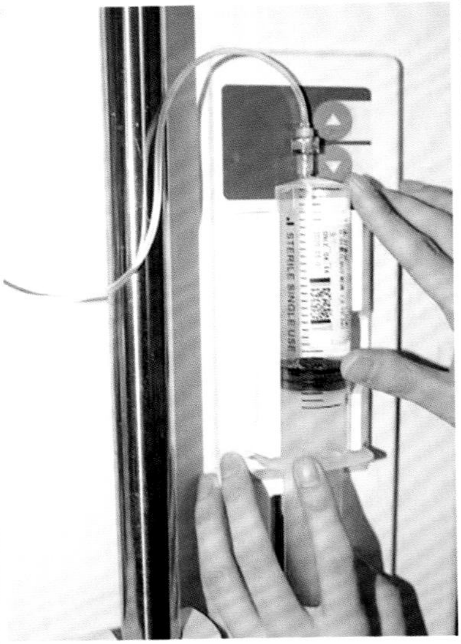

步骤	图示	注释
31	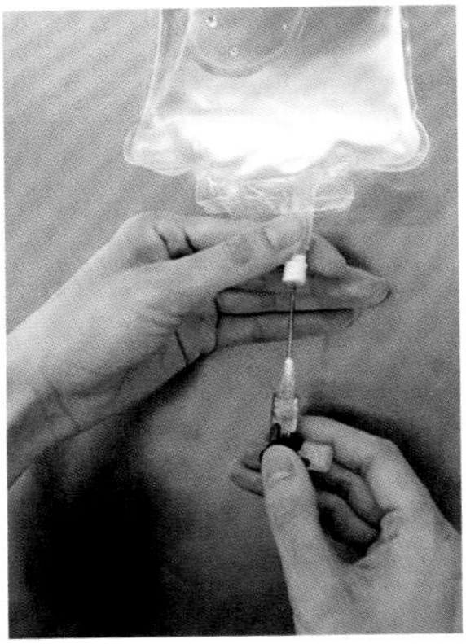	应用无菌技术，将三通、16号针头与预冲盐水连接
	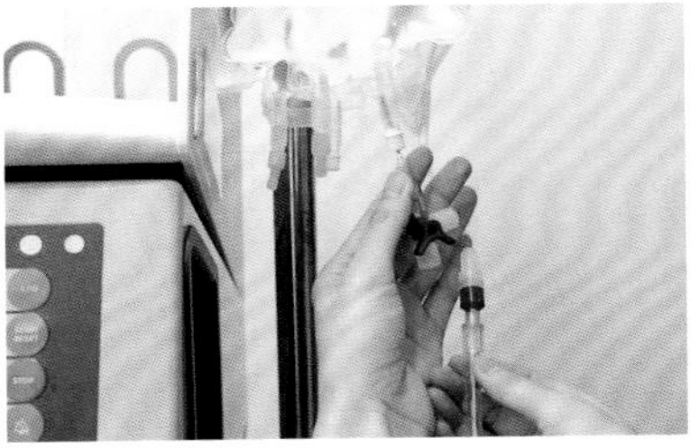	将连接好的预冲盐水悬挂于输液架（内侧）上，同时将之前放在架子上的动脉（患者端）管路取下
	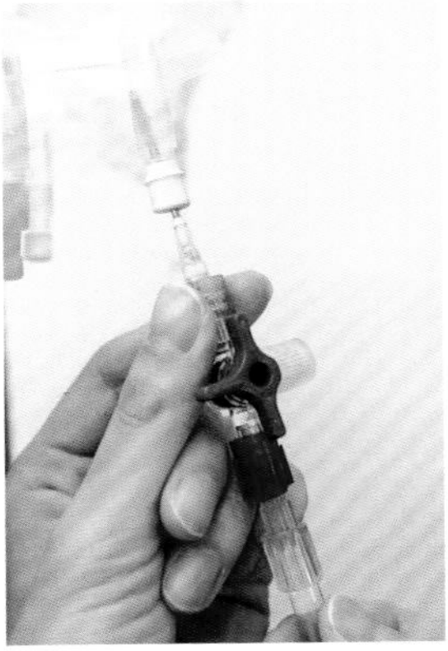	应用无菌技术将动脉端管路与三通纵向端口连接，检查三通开关，确保动脉端通畅

步骤	图示	注释
32	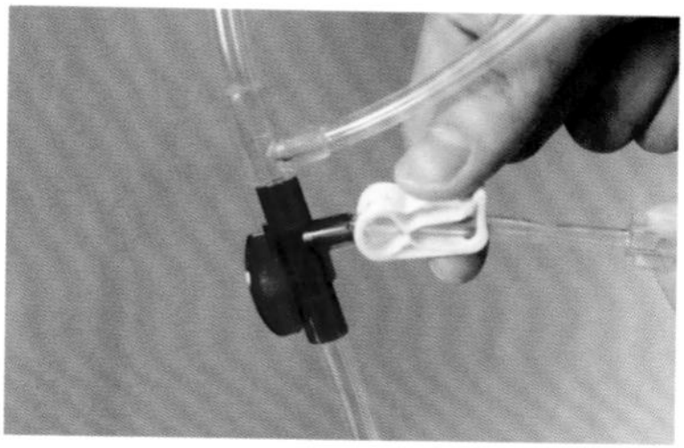	**检查各管路夹子** 从动脉到静脉再到滤出，逐一细致检查管路夹子，确保需要使用的管路在打开状态、无需使用的管路在关闭状态；如需关闭，一定将夹子推到管路根部再关闭
	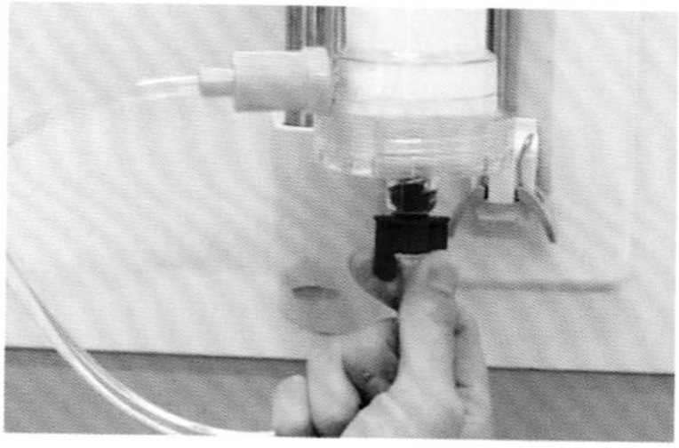	检查各管路夹子的同时，随血流方向逐一检查各传感器及各管路接口，确保连接紧密、无松脱 检查过程注意按顺序、无漏项，检查动作不重复
33	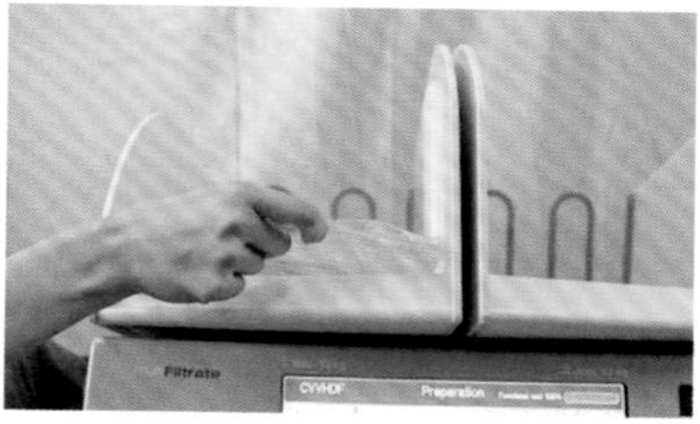	**连接透析液** 遵医嘱配制好透析液（尽量排尽输液袋内空气），将其放置在天平 I 上，放置时注意流出道在后
	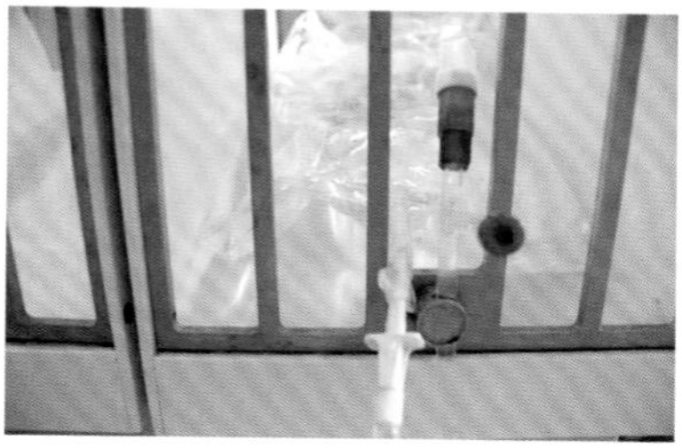	应用无菌技术将透析管路与透析液连接，可使用管路中配备的大针头，也可使用 16 号针头。但是应注意：如果同时连接两袋透析液，两袋的连接针头型号必须一致

步骤	图示	注释
33	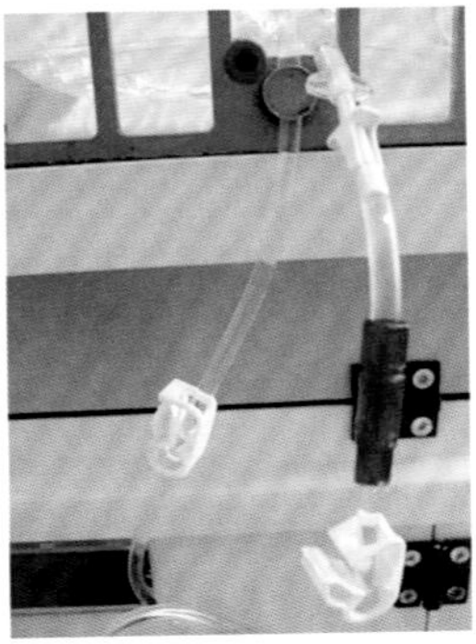	连接透析液的管路要确保夹子呈开放状态；只连接一袋透析液时，不用的另一根管路夹子呈关闭状态；同时连接两袋透析液时，两个夹子必须全部呈开放状态
	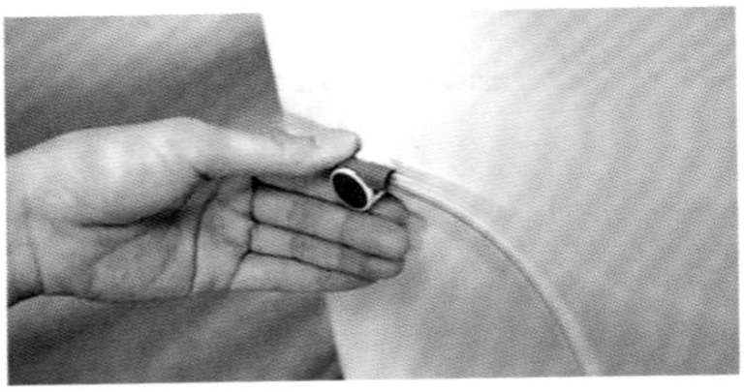	再次确认透析液天平、管路连接无误，在卡环处将管路固定牢固
34	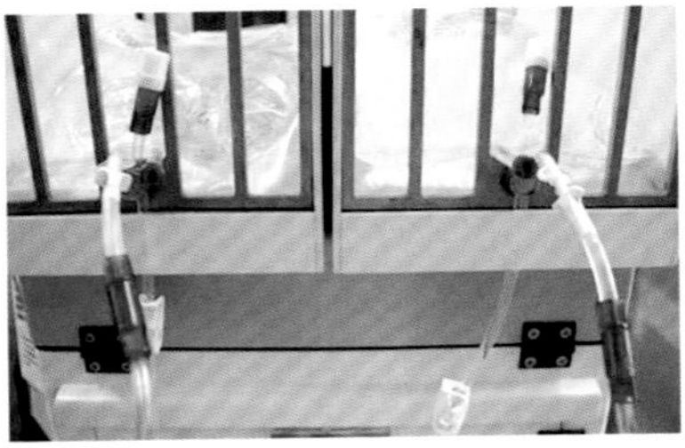	**连接置换液** 置换液放置于天平Ⅱ，方法同透析液。连接针头时注意：勿将袋子接口卡在隔离栏内，否则会给换液造成不必要的麻烦
	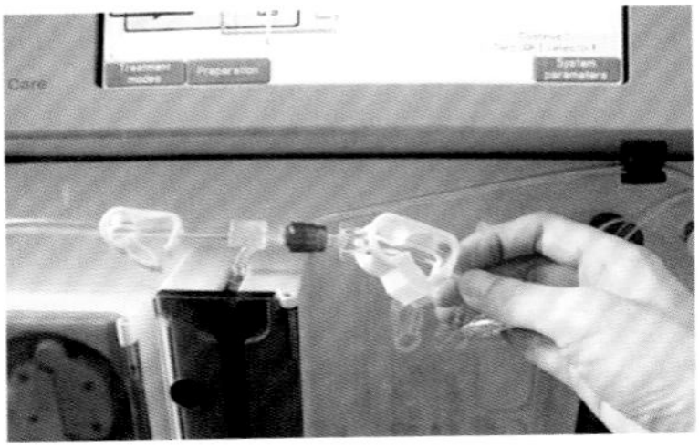	检查置换液与静脉壶接口连接紧密，夹子呈开放状态

步骤	图示	注释
35	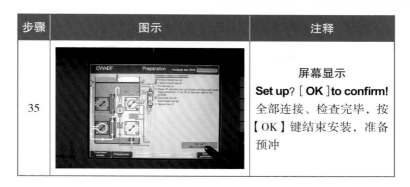	**屏幕显示** **Set up?［OK］to confirm!** 全部连接、检查完毕，按【OK】键结束安装，准备预冲

（王欣然　王　硕　龚茜茜　王　双）

第四节　CRRT 管路的预冲

步骤	图示	注释
1	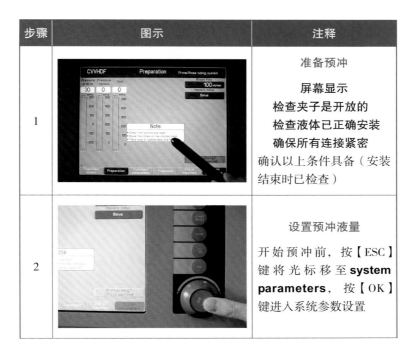	**准备预冲** **屏幕显示** **检查夹子是开放的** **检查液体已正确安装** **确保所有连接紧密** 确认以上条件具备（安装结束时已检查）
2		**设置预冲液量** 开始预冲前，按【ESC】键将光标移至 **system parameters**，按【OK】键进入系统参数设置

步骤	图示	注释
2	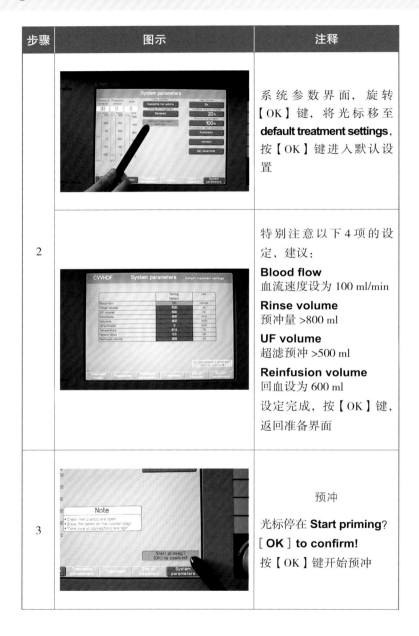	系统参数界面，旋转【OK】键，将光标移至 **default treatment settings**，按【OK】键进入默认设置 特别注意以下 4 项的设定，建议： **Blood flow** 血流速度设为 100 ml/min **Rinse volume** 预冲量 >800 ml **UF volume** 超滤预冲 >500 ml **Reinfusion volume** 回血设为 600 ml 设定完成，按【OK】键，返回准备界面
3		预冲 光标停在 **Start priming**? [**OK**] to confirm! 按【OK】键开始预冲

步骤	图示	注释
3	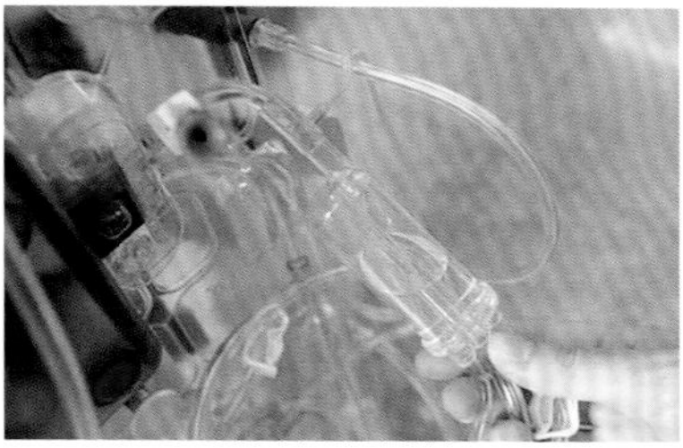	在预冲盐水将要注入动脉壶前，将动脉壶倒置，液平面 2/3 满时，将动脉壶复位
	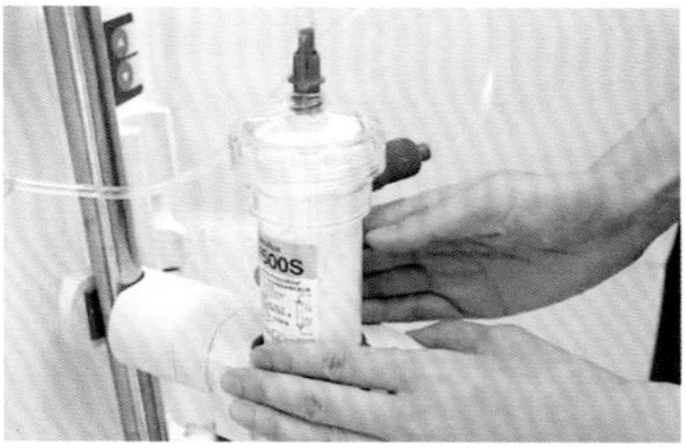	预冲盐水经动脉端流入滤器，再由静脉端流出（确保静脉端在上），完成膜内排气 此过程无需干预，如排气后静脉端有微小的气泡，可以轻拍滤器的静脉端，将气泡完全排出
	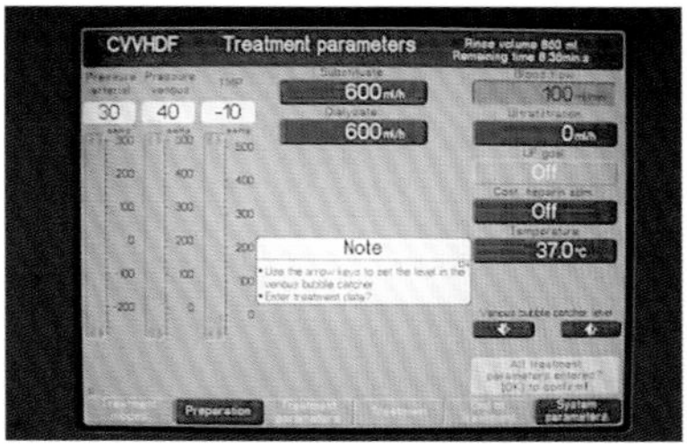	液体进入静脉壶后，界面自动转换，屏幕右上角显示预冲剩余时间和剩余液量；屏幕中显示各项治疗参数，建议治疗开始后再分别设置
	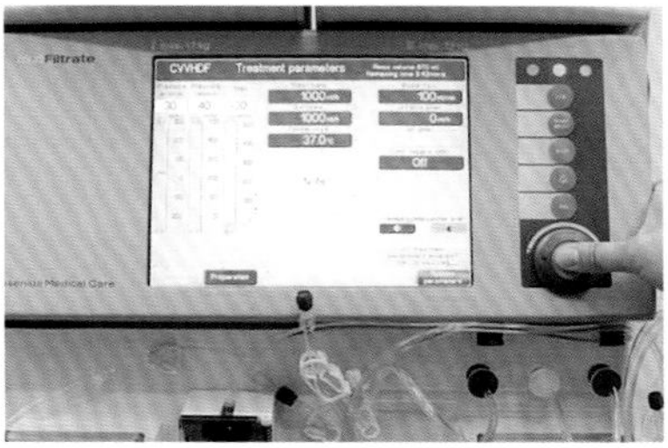	光标移至 ▲，按【OK】键，手动提升静脉壶液面至 4/5 高度

步骤	图示	注释
3	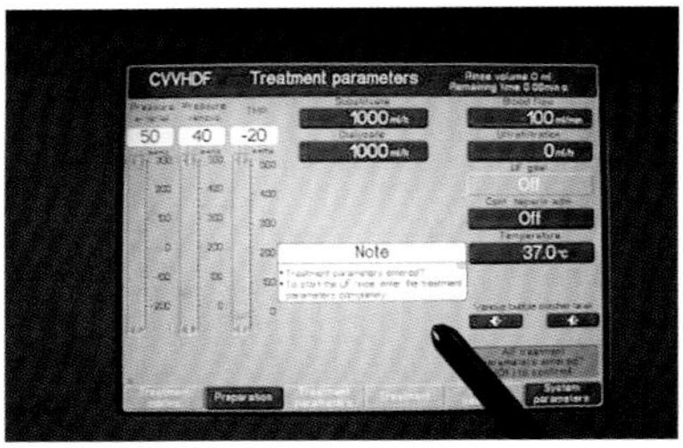	屏幕右上角显示预冲剩余时间和剩余液量均为"0"时，机器提示预冲完成 将光标移至全部治疗参数设定完成，**All treatment parameters entered?**【**OK**】**to confirm!** 按【OK】键返回准备界面
4	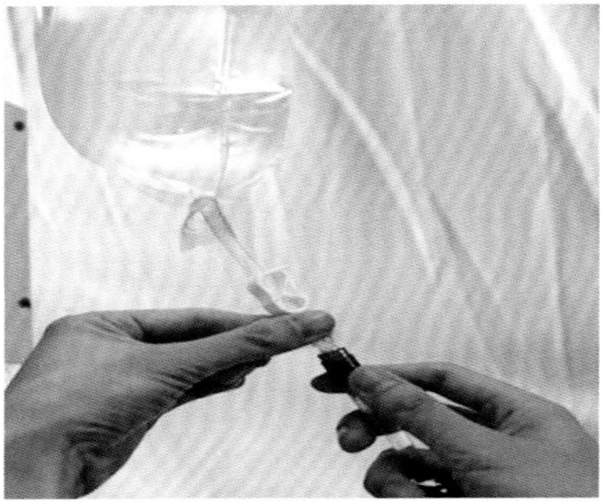	**超滤预冲** 超滤预冲前需要建立动静脉回路，先夹闭静脉回路袋的夹子，断开静脉（患者端）连接
	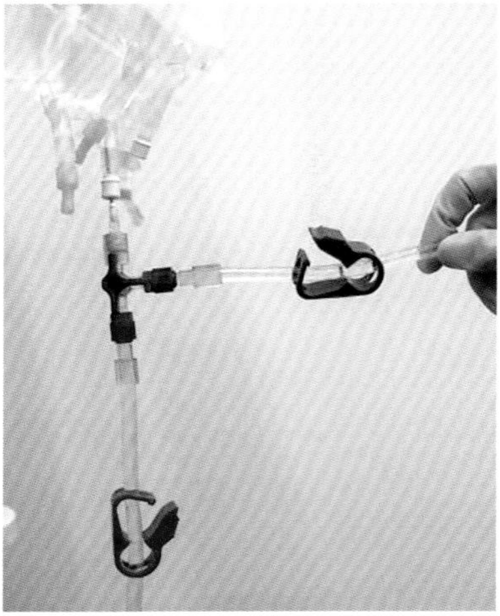	将静脉（患者端）连接至动脉端三通；确保三通呈开放状态，动脉端、静脉端、预冲液三向连通；同时确保动、静脉端的夹子呈打开状态

步骤	图示	注释
4	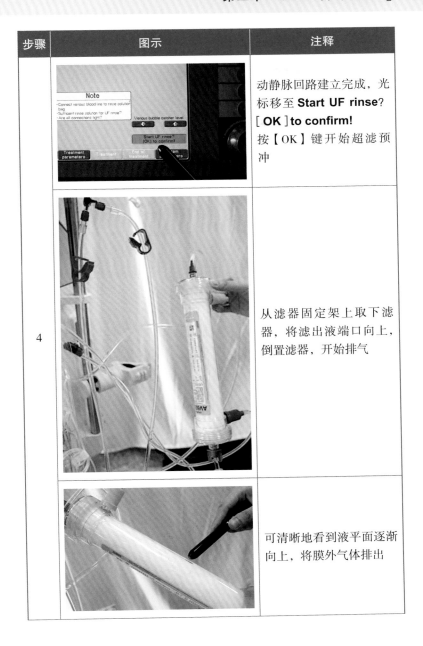	动静脉回路建立完成，光标移至 **Start UF rinse**? [**OK**] **to confirm!** 按【OK】键开始超滤预冲
		从滤器固定架上取下滤器，将滤出液端口向上，倒置滤器，开始排气
		可清晰地看到液平面逐渐向上，将膜外气体排出

步骤	图示	注释
4	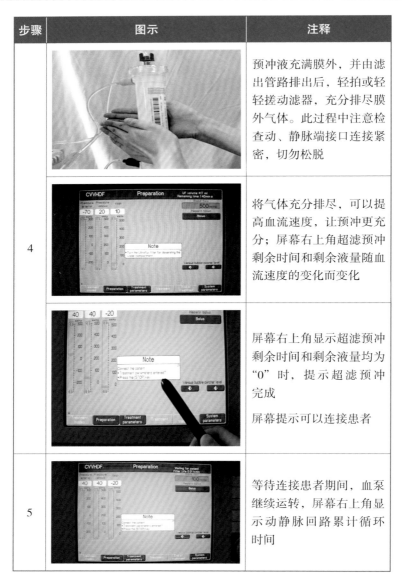	预冲液充满膜外，并由滤出管路排出后，轻拍或轻轻搓动滤器，充分排尽膜外气体。此过程中注意检查动、静脉端接口连接紧密，切勿松脱
		将气体充分排尽，可以提高血流速度，让预冲更充分；屏幕右上角超滤预冲剩余时间和剩余液量随血流速度的变化而变化
		屏幕右上角显示超滤预冲剩余时间和剩余液量均为"0"时，提示超滤预冲完成 屏幕提示可以连接患者
5		等待连接患者期间，血泵继续运转，屏幕右上角显示动静脉回路累计循环时间

（王欣然　王　硕　龚茜茜　王　双）

第五节　治疗的开始

步骤	图示	注释
1	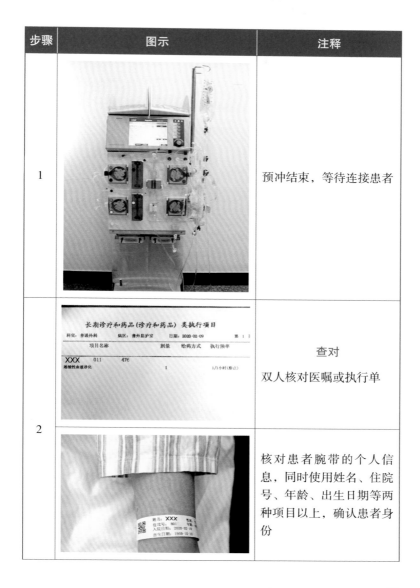	预冲结束，等待连接患者
2		查对 双人核对医嘱或执行单
		核对患者腕带的个人信息，同时使用姓名、住院号、年龄、出生日期等两种项目以上，确认患者身份

步骤	图示	注释
3	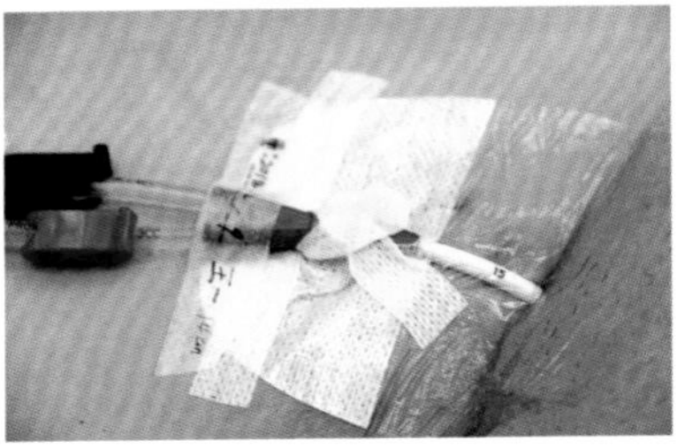	**检查血管通路** 检查血管通路固定良好，穿刺点无红、肿、渗液，透明敷料粘贴紧密、无潮湿，动、静脉肝素帽以无菌纱布包裹并固定完好
		打开无菌纱布，在导管下垫无菌治疗巾，另准备 2 块方纱备用
		操作者戴手套，取下动脉端肝素帽，常规消毒导管接口，连接 5 ml 注射器，打开动脉夹（红色），回抽导管内的肝素及血液共 2 ml，夹闭动脉夹
		将回抽的血液均匀打在备用的方纱上，观察有无凝血块。如有凝血块，则需再抽 2 ml 血液，再次打在方纱上观察，重复 3 次。如仍有凝血块，通知医生；如无，则进入下一步

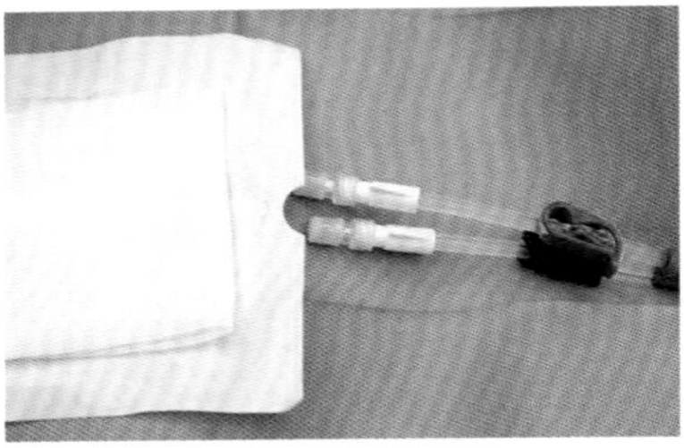

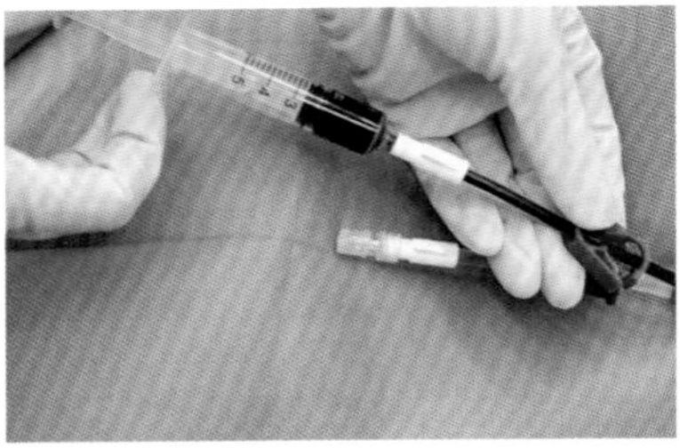

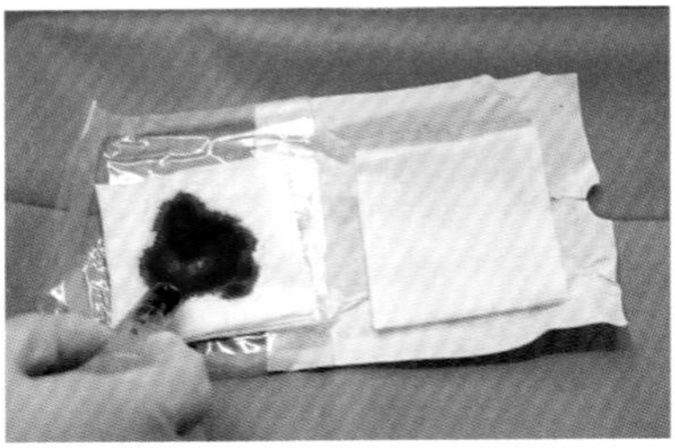

步骤	图示	注释
3	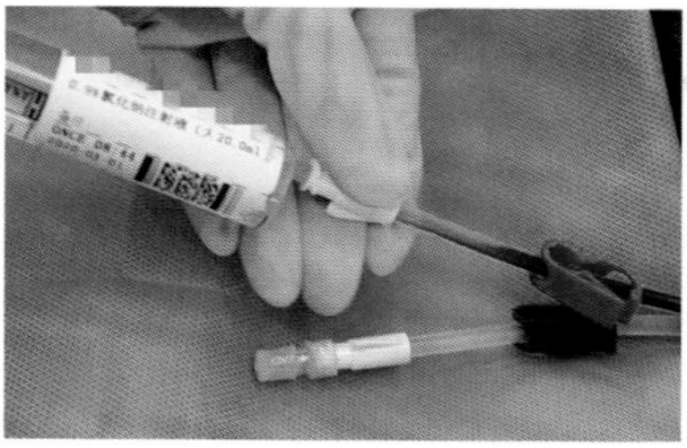	打开动脉夹，以生理盐水 20 ml 正压脉冲式冲洗导管，同时观察导管是否通畅；冲洗后，夹闭动脉夹，注射器暂不移除
	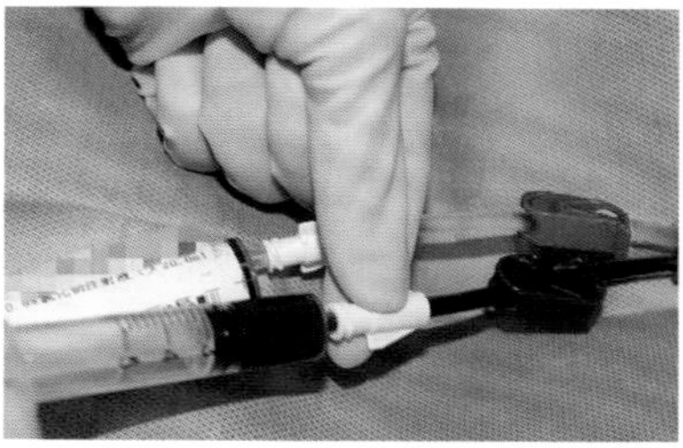	打开静脉夹（蓝色），回抽导管内的肝素及血液共 2 ml，夹闭静脉夹
	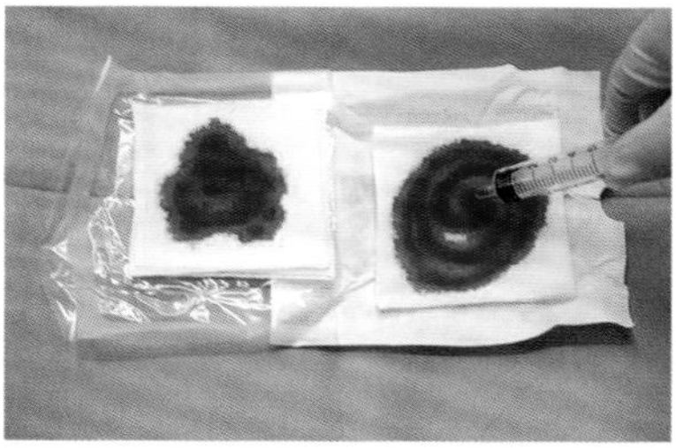	方法同上，将回抽的血液均匀打在另一块备用的方纱上，观察有无凝血块
	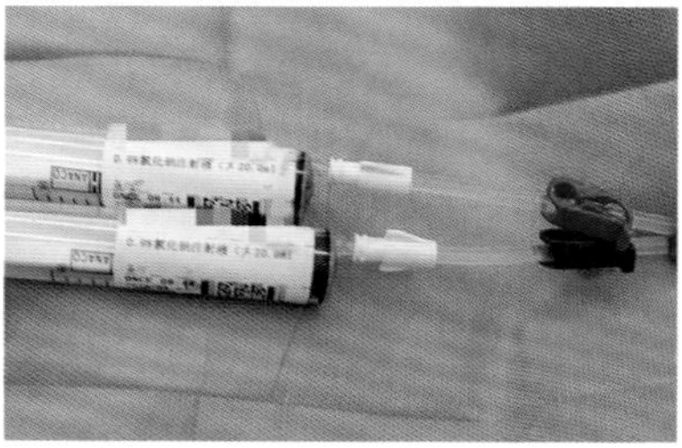	方法同上，用生理盐水 20 ml 正压脉冲式冲洗导管，同时观察导管是否通畅。冲洗后，夹闭静脉夹，注射器暂不移除

步骤	图示	注释
4	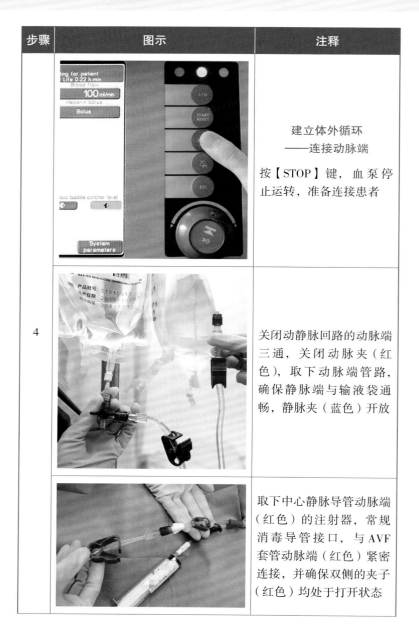	建立体外循环——连接动脉端 按【STOP】键，血泵停止运转，准备连接患者 关闭动静脉回路的动脉端三通，关闭动脉夹（红色），取下动脉端管路，确保静脉端与输液袋通畅，静脉夹（蓝色）开放 取下中心静脉导管动脉端（红色）的注射器，常规消毒导管接口，与 AVF 套管动脉端（红色）紧密连接，并确保双侧的夹子（红色）均处于打开状态

步骤	图示	注释
4	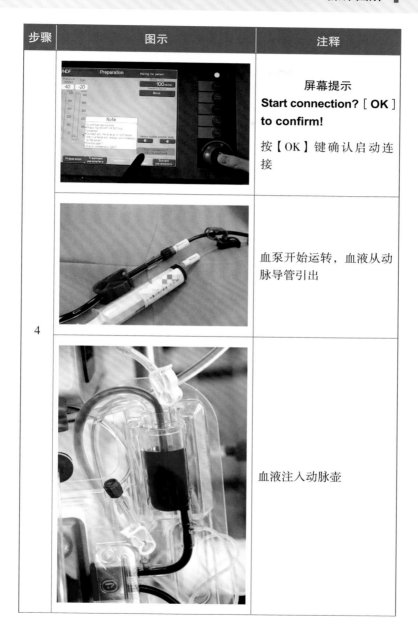	**屏幕提示** **Start connection?［OK］to confirm!** 按【OK】键确认启动连接 血泵开始运转，血液从动脉导管引出 血液注入动脉壶

步骤	图示	注释
4	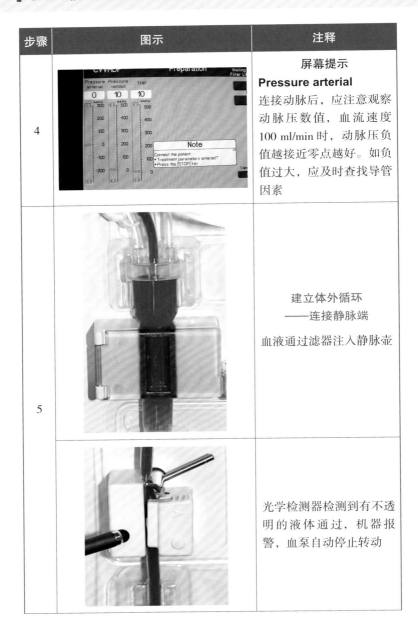	**屏幕提示** **Pressure arterial** 连接动脉后，应注意观察动脉压数值，血流速度100 ml/min 时，动脉压负值越接近零点越好。如负值过大，应及时查找导管因素
5		建立体外循环 ——连接静脉端 血液通过滤器注入静脉壶
		光学检测器检测到有不透明的液体通过，机器报警，血泵自动停止转动

步骤	图示	注释
5	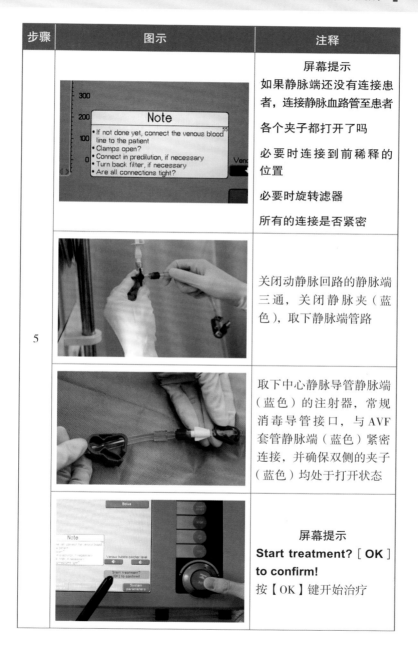	屏幕提示 如果静脉端还没有连接患者，连接静脉血路管至患者 各个夹子都打开了吗 必要时连接到前稀释的位置 必要时旋转滤器 所有的连接是否紧密
		关闭动静脉回路的静脉端三通，关闭静脉夹（蓝色），取下静脉端管路
		取下中心静脉导管静脉端（蓝色）的注射器，常规消毒导管接口，与 AVF 套管静脉端（蓝色）紧密连接，并确保双侧的夹子（蓝色）均处于打开状态
		屏幕提示 **Start treatment?**［**OK**］**to confirm!** 按【OK】键开始治疗

步骤	图示	注释
5	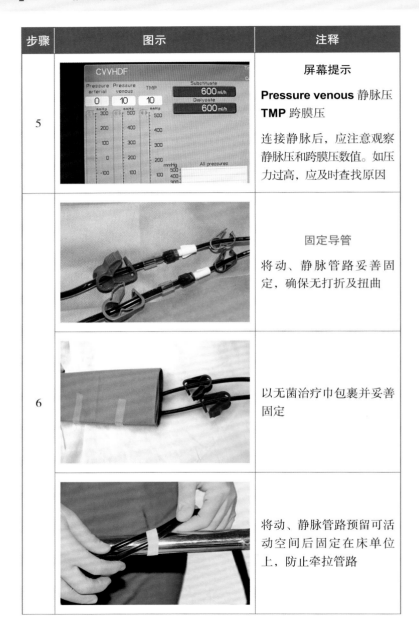	**屏幕提示** **Pressure venous** 静脉压 **TMP** 跨膜压 连接静脉后，应注意观察静脉压和跨膜压数值。如压力过高，应及时查找原因
		固定导管 将动、静脉管路妥善固定，确保无打折及扭曲
6		以无菌治疗巾包裹并妥善固定
		将动、静脉管路预留可活动空间后固定在床单位上，防止牵拉管路

步骤	图示	注释
7	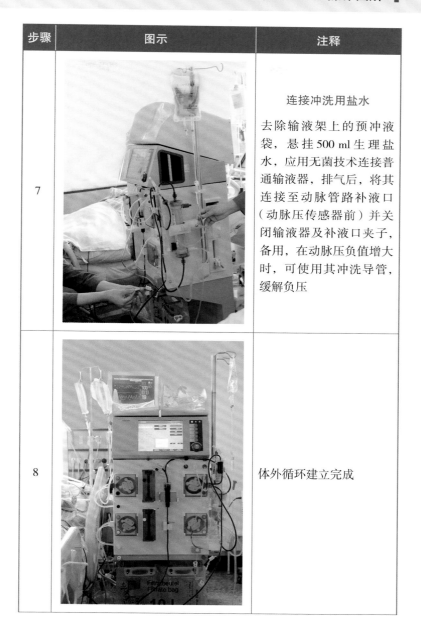	**连接冲洗用盐水** 去除输液架上的预冲液袋，悬挂 500 ml 生理盐水，应用无菌技术连接普通输液器，排气后，将其连接至动脉管路补液口（动脉压传感器前）并关闭输液器及补液口夹子，备用，在动脉压负值增大时，可使用其冲洗导管，缓解负压
8		体外循环建立完成

<table>
<tr><th>步骤</th><th>图示</th><th>注释</th></tr>
<tr><td>9</td><td>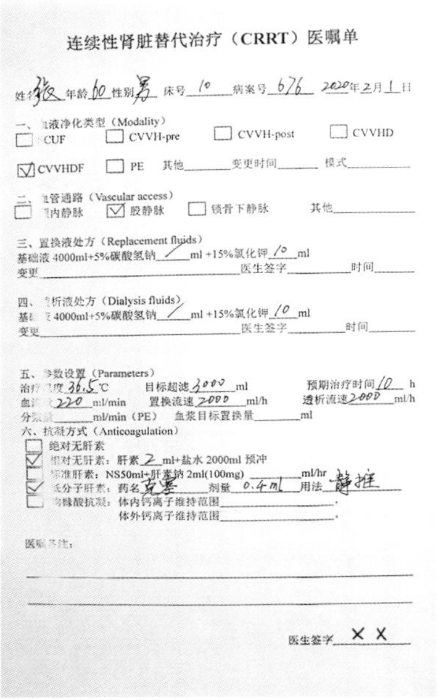
连续性肾脏替代治疗（CRRT）医嘱单
姓名 张 年龄 60 性别 男 床号 10 病案号 676 2020年 2月 1 日
一、血液净化类型（Modality）
☐ SCUF ☐ CVVH-pre ☐ CVVH-post ☐ CVVHD
☑ CVVHDF ☐ PE 其他______变更时间______ 模式______
二、血管通路（Vascular access）
☐ 颈内静脉 ☑ 股静脉 ☐ 锁骨下静脉 其他______
三、置换液处方（Replacement fluids）
基础液 4000ml+5%碳酸氢钠 / ml +15%氯化钾 10 ml
变更______医生签字______时间______
四、透析液处方（Dialysis fluids）
基础液 4000ml+5%碳酸氢钠 / ml +15%氯化钾 10 ml
变更______医生签字______时间______
五、参数设置（Parameters）
治疗温度 36.5 ℃ 目标超滤 3000 ml 预期治疗时间 10 h
血流速 220 ml/min 置换流速 2000 ml/h 透析流速 2000 ml/h
分浆量______ml/min（PE） 血浆目标置换量______ml
六、抗凝方式（Anticoagulation）
☐ 绝对无肝素
☑ 相对无肝素：肝素 2 ml+盐水 2000ml 预冲
☐ 标准肝素：NS50ml+肝素钠 2ml(100mg) ______ml/hr
☑ 低分子肝素：药名 克塞 剂量 0.4ml 用法 静推
☐ 枸橼酸抗凝：体内钙离子维持范围______.
体外钙离子维持范围______.
医嘱备注：
医生签字 ×× </td><td>治疗参数设置
遵照医生的医嘱逐项调节治疗参数</td></tr>
<tr><td></td><td>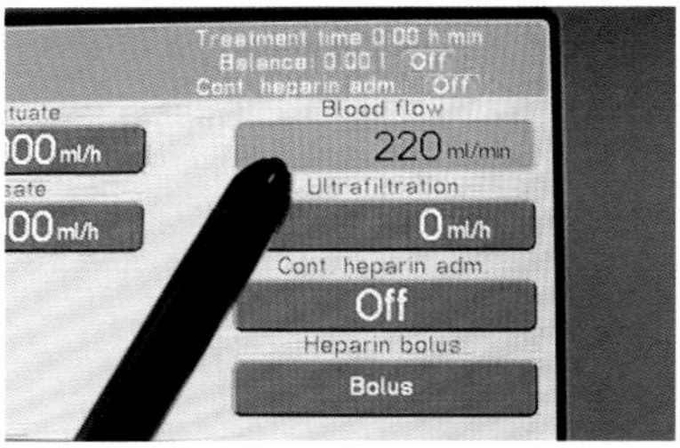
</td><td>调整血流速度
旋转【OK】键将光标移至 Blood flow
按【OK】键选定
旋转【OK】键调至所需流速
再按【OK】键确定</td></tr>
</table>

步骤	图示	注释
9	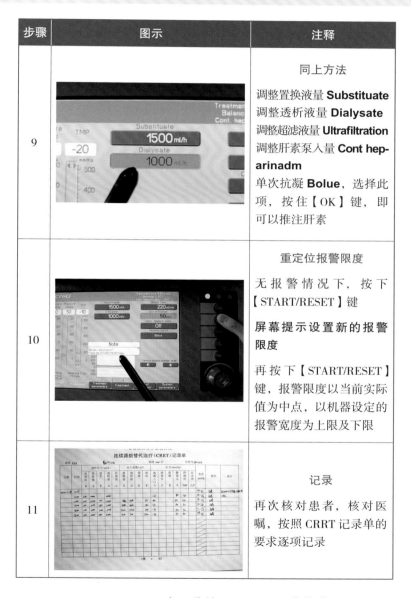	同上方法 调整置换液量 **Substituate** 调整透析液量 **Dialysate** 调整超滤液量 **Ultrafiltration** 调整肝素泵入量 **Cont hep-arinadm** 单次抗凝 **Bolue**，选择此项，按住【OK】键，即可以推注肝素
10		**重定位报警限度** 无报警情况下，按下【START/RESET】键 **屏幕提示设置新的报警限度** 再按下【START/RESET】键，报警限度以当前实际值为中点，以机器设定的报警宽度为上限及下限
11		**记录** 再次核对患者，核对医嘱，按照 CRRT 记录单的要求逐项记录

（王欣然　王　硕　龚茜茜　王　双）

第六节　治疗的结束

一、开放式回血

步骤	图示	注释
1	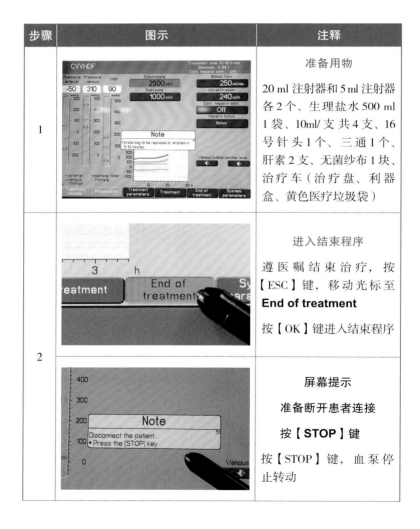	**准备用物** 20 ml 注射器和 5 ml 注射器各 2 个、生理盐水 500 ml 1 袋、10ml/ 支共 4 支、16 号针头 1 个、三通 1 个、肝素 2 支、无菌纱布 1 块、治疗车（治疗盘、利器盒、黄色医疗垃圾袋）
2		**进入结束程序** 遵医嘱结束治疗，按【ESC】键，移动光标至 **End of treatment** 按【OK】键进入结束程序
		屏幕提示 **准备断开患者连接** **按【STOP】键** 按【STOP】键，血泵停止转动

步骤	图示	注释
3	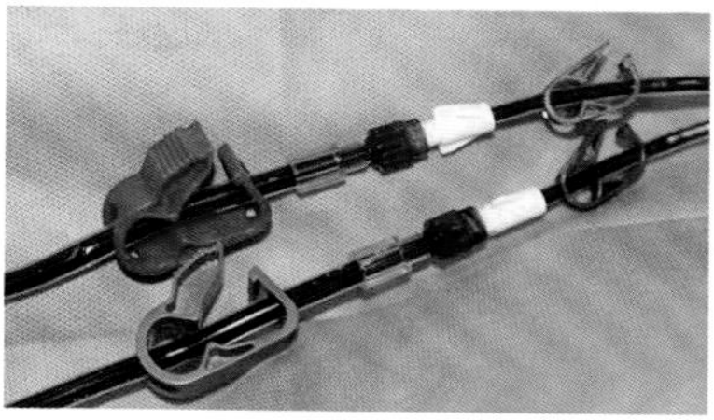	连接回输用盐水 操作者戴手套，打开包裹管路的治疗巾
	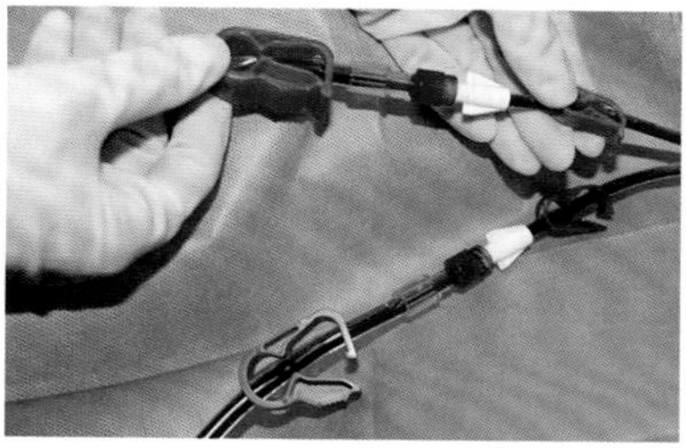	夹闭两个动脉端夹，断开动脉连接
	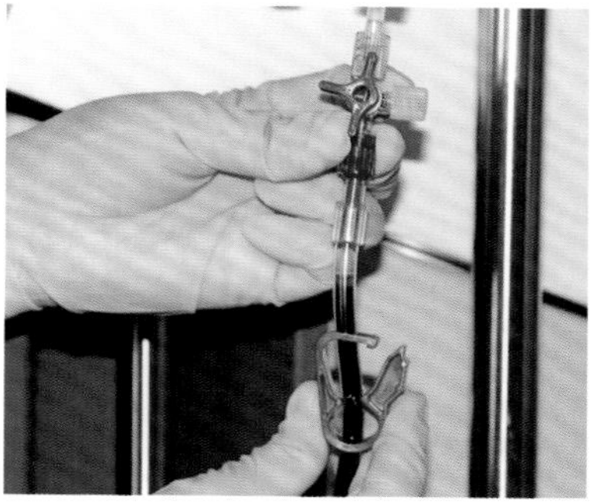	应用无菌技术将动脉端连接回输用的 500 ml 生理盐水，确保连接紧密，三通呈开放状态，打开动脉夹
4	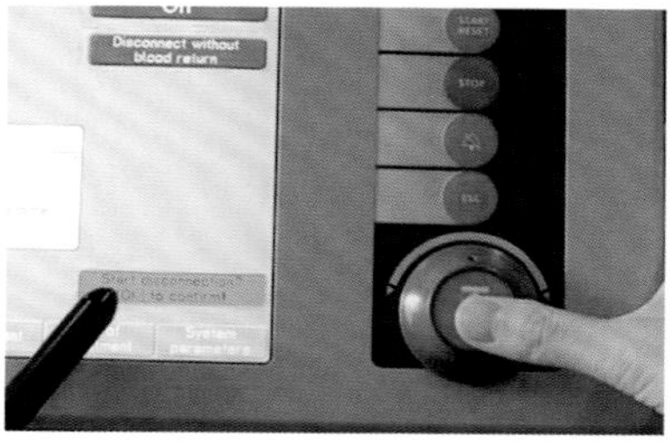	开始回输 **屏幕提示** **Start disconnection?** **[OK] to confirm!** 确认断开患者端连接，按【OK】键开始回血

步骤	图示	注释
4	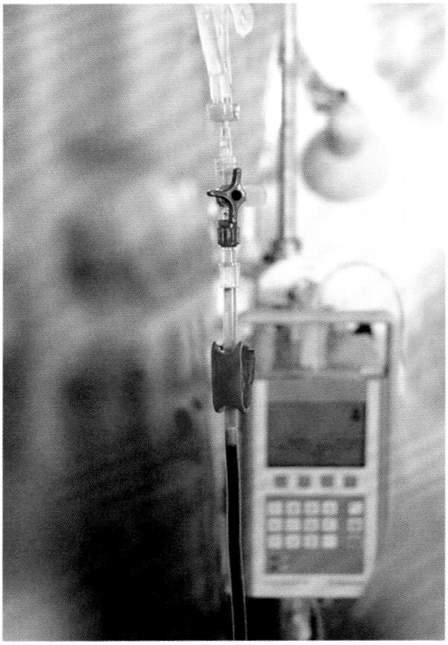	回血用盐水自动脉端以 100 ml/min 的速度注入体外循环，将血液回输患者体内
5	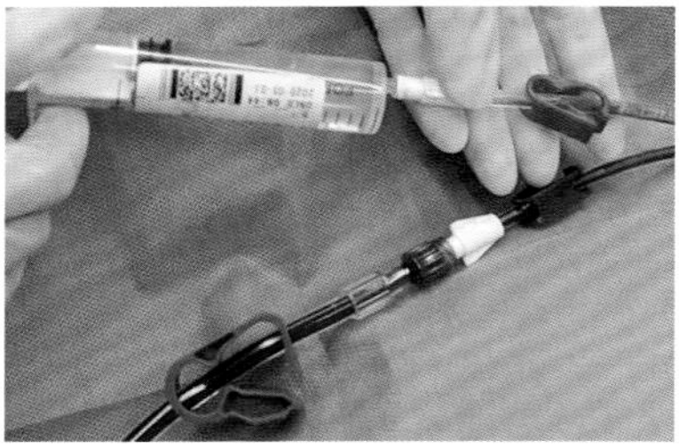	**导管动脉端冲封管** 回输过程中，操作者常规消毒导管动脉端，连接装有 20 ml 生理盐水的注射器，打开动脉夹，正压脉冲式冲洗导管管腔，再夹闭动脉夹。如导管中仍有血液残留，可再次冲洗
	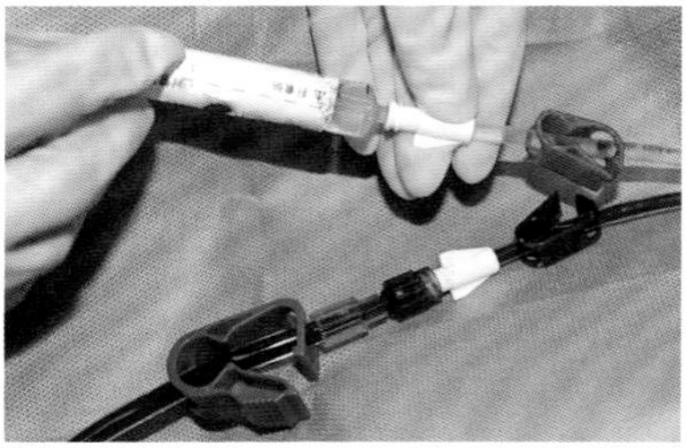	冲管后，用肝素原液正压封管，肝素用量以导管上标识的封管量为准，本导管提示为 1.3 ml。封管后连接肝素帽

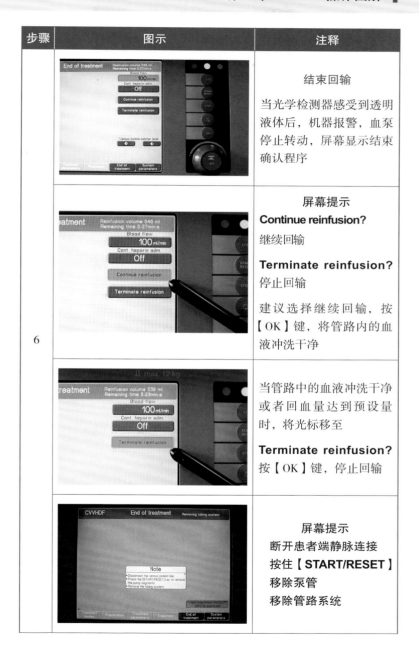

步骤	图示	注释
6		**结束回输** 当光学检测器感受到透明液体后，机器报警，血泵停止转动，屏幕显示结束确认程序
		屏幕提示 **Continue reinfusion?** 继续回输 **Terminate reinfusion?** 停止回输 建议选择继续回输，按【OK】键，将管路内的血液冲洗干净
		当管路中的血液冲洗干净或者回血量达到预设量时，将光标移至 **Terminate reinfusion?** 按【OK】键，停止回输
		屏幕提示 **断开患者端静脉连接** **按住【START/RESET】** **移除泵管** **移除管路系统**

步骤	图示	注释
7	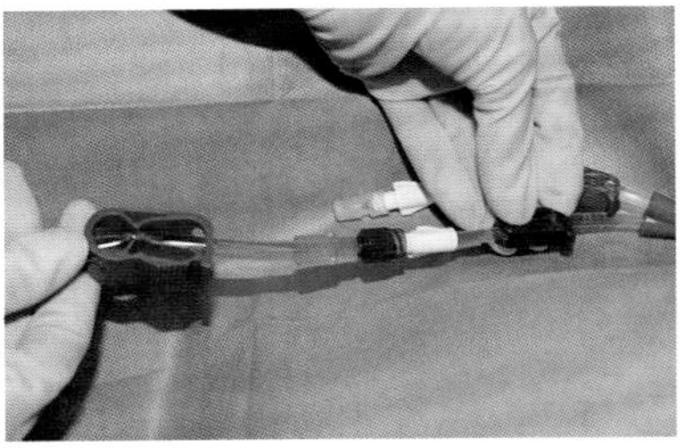	导管静脉端冲封管 夹闭 2 个静脉夹，断开静脉端连接，将移除的静脉管路连接至动脉管路所在的三通上
	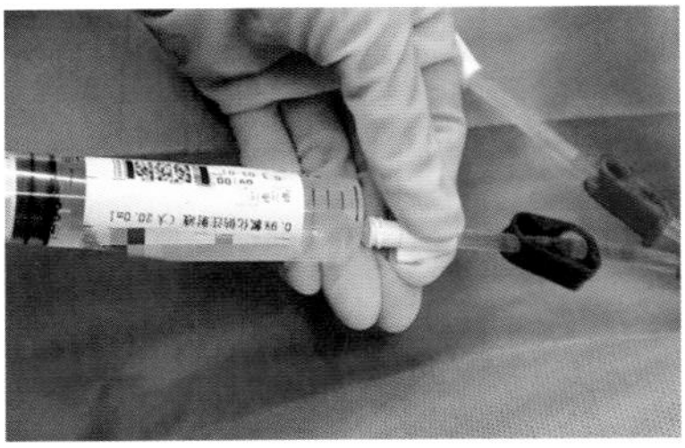	常规消毒导管静脉端接口，连接装有 20 ml 生理盐水的注射器，打开静脉夹，正压脉冲式冲洗导管管腔，再夹闭静脉夹。如导管中仍有血液残留，可再次冲洗
	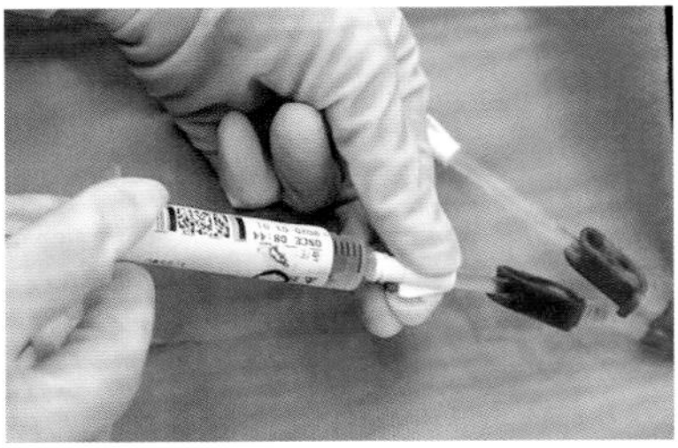	冲管后，用肝素原液正压封管，肝素用量以导管上标识的封管量为准，本导管提示为 1.4 ml
	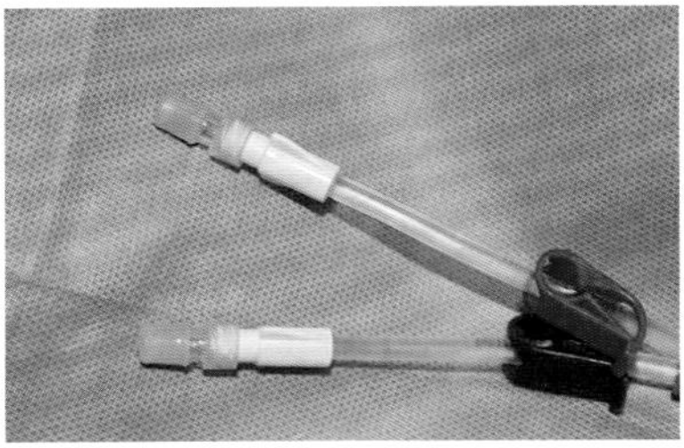	封管后连接肝素帽，动、静脉夹子应夹闭在距近心端最近处

步骤	图示	注释
7	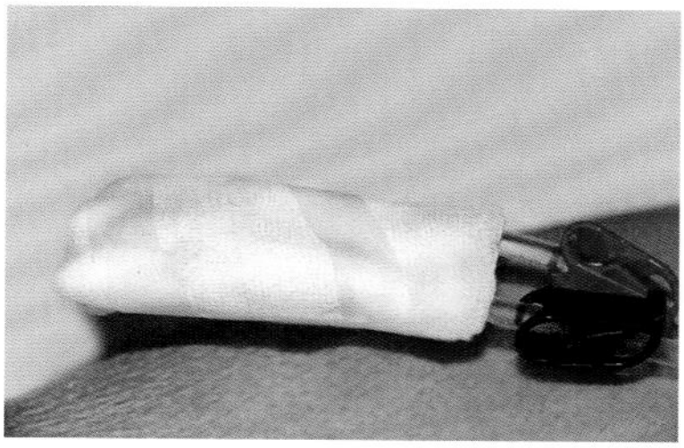	确保导管动、静脉管路上无血迹及污渍，动、静脉夹呈关闭状态，用无菌纱布包裹导管接口端并妥善固定
8	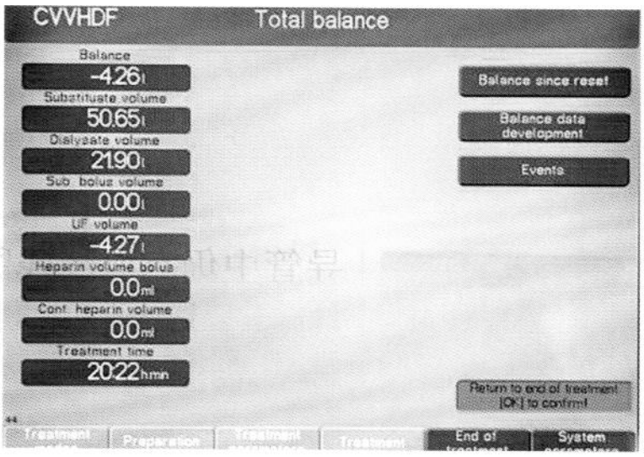	回顾记录数据 将光标移至 **View treatment history?** [**OK**] **to confirm**！ 按【OK】键，回顾全部治疗数据，并记录
9	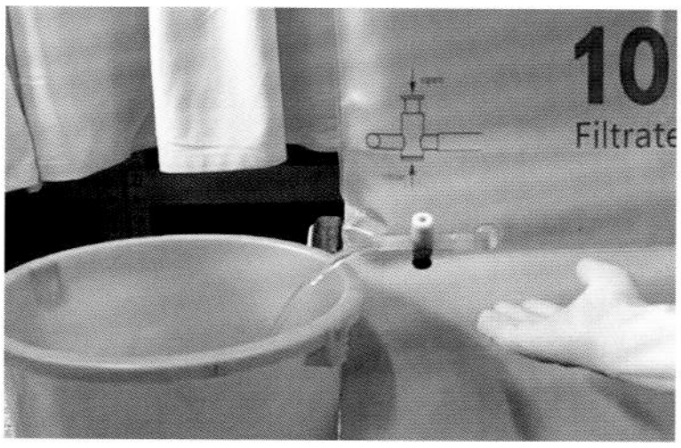	排空废液袋 操作者戴手套，移除管路没有绝对的顺序要求，以省时、省力、少断开连接、不污染、不遗洒为原则 建议首先排空废液袋内的废液，废液处理遵照医疗废液处理原则，排空后关闭出口夹

步骤	图示	注释
10		**移除泵管** 打开置换泵泵门，先将泵管固定夹部分与泵的凹槽脱离，一手按住【START/RESET】，另一手沿泵轮转动方向，顺时针轻轻牵拉泵管脱离轨道 移除泵管切勿粗暴拖拽，防止泵管卡住，直至泵管完全移出轨道，取下泵管，泵轮停在九点位，关闭泵门 透析泵、血泵、滤出泵的泵管均可依此法移除
11	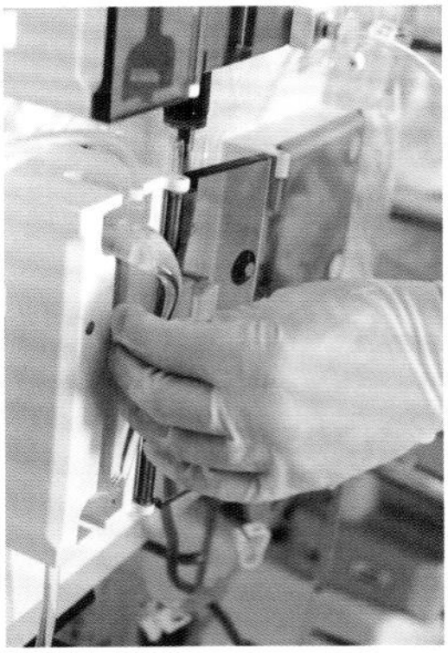	**移除加温囊** 置换泵泵管移除后，取下天平上的剩余置换液袋置于低处，加温囊内液体流入置换液袋内，加温囊排空，沿水平方向轻轻去除加温囊，同法可移除透析泵的加温囊。切勿在加温囊充盈的状态下强行拽出

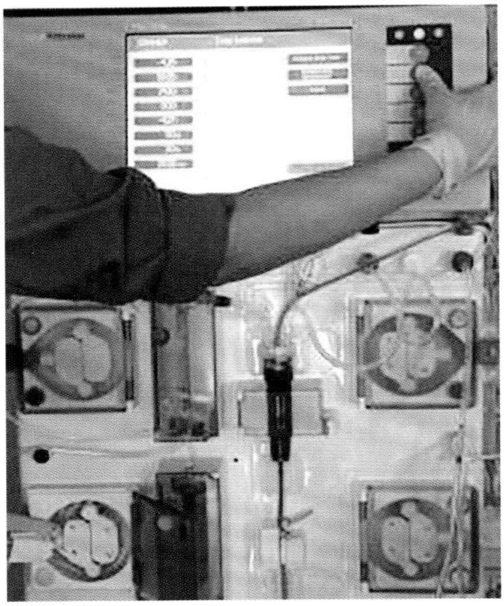

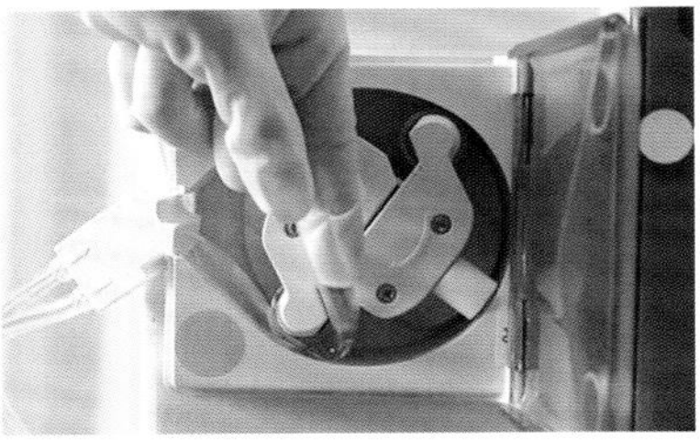

步骤	图示	注释
12	 下肝素 （微信扫码看视频）	**移除肝素注射器** 打开肝素泵推进器的注射器夹，按住肝素泵【▽】键，推进器自动复位
	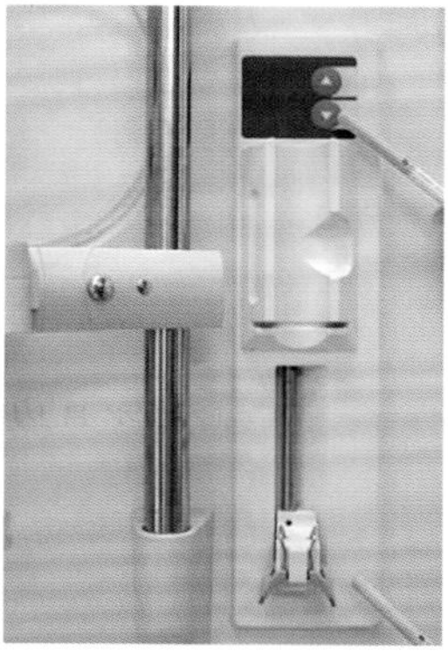	移除注射器
13	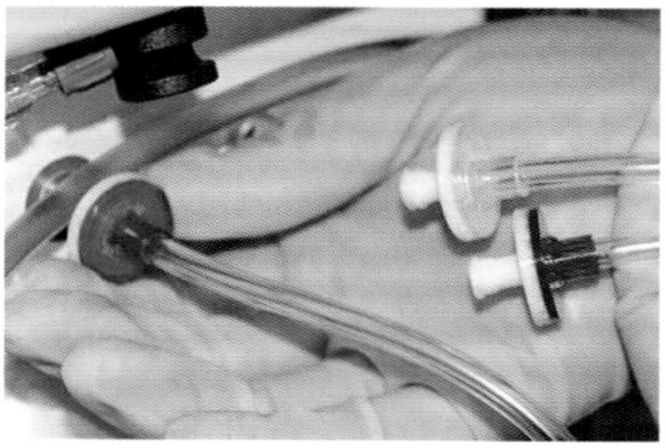	**移除 AVF 套管** 移除 4 个压力传感器
	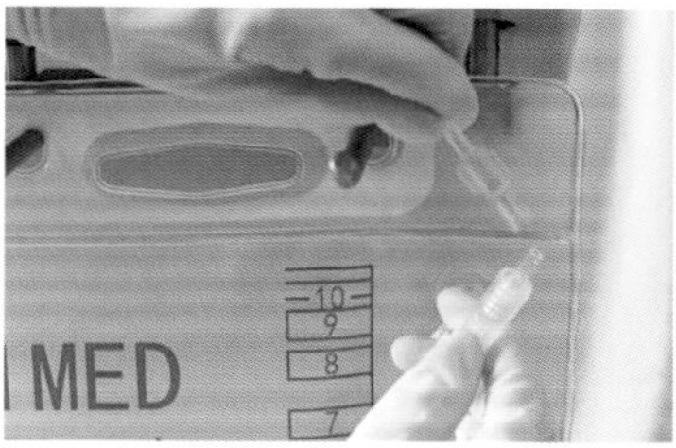	断开与废液袋的连接。注意：所有的连接断开时，应确保夹子在关闭状态

步骤	图示	注释
13	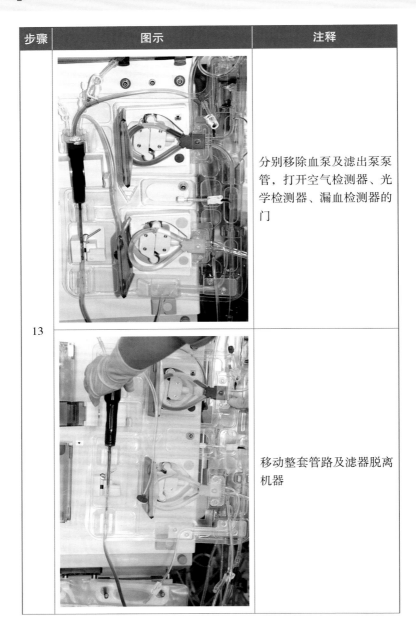	分别移除血泵及滤出泵泵管，打开空气检测器、光学检测器、漏血检测器的门 移动整套管路及滤器脱离机器

步骤	图示	注释
14	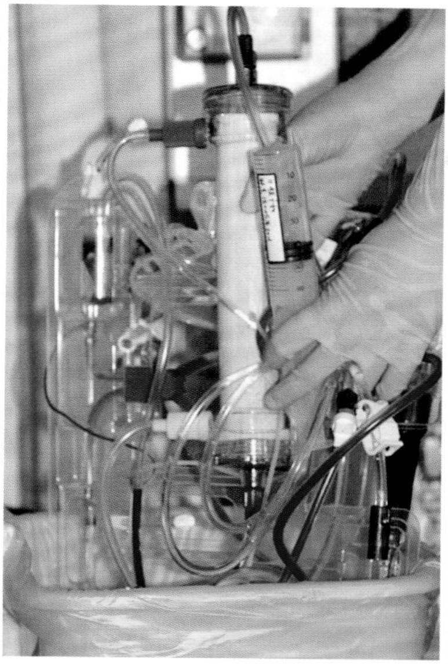	**管路处理** 按照医疗垃圾处理原则，将移除的整套管路连同滤器、注射器等一并弃于黄色医疗垃圾袋中，密封送焚烧处理
	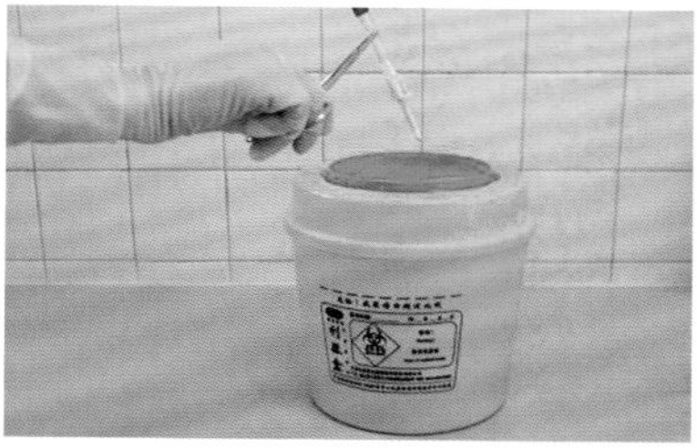	将利器弃于黄色利器盒中
	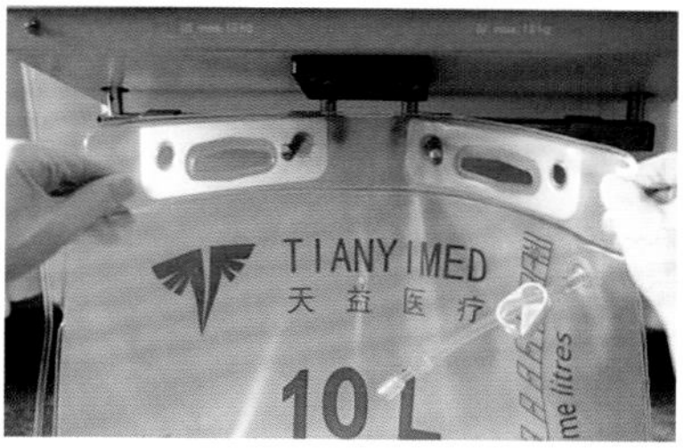	移除废液袋，弃于黄色医疗垃圾袋中。丢弃前，滤出液处理同排泄物处理

步骤	图示	注释
15	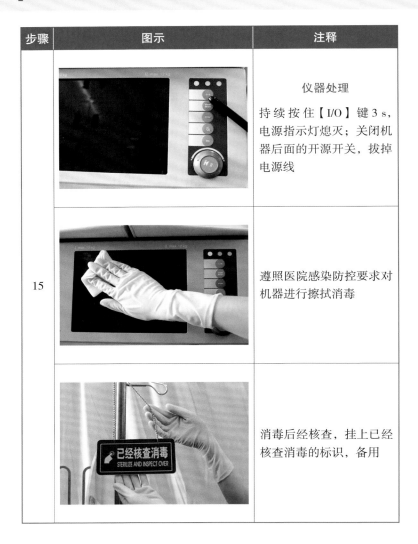	**仪器处理** 持续按住【I/O】键 3 s，电源指示灯熄灭；关闭机器后面的开源开关，拔掉电源线 遵照医院感染防控要求对机器进行擦拭消毒 消毒后经核查，挂上已经核查消毒的标识，备用

二、密闭式回输

步骤	图示	注释
1	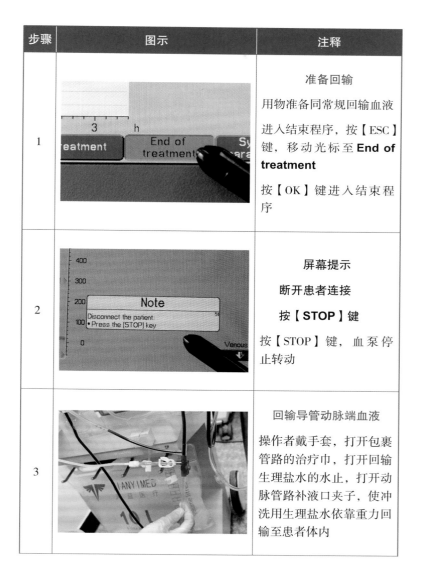	准备回输 用物准备同常规回输血液 进入结束程序，按【ESC】键，移动光标至 **End of treatment** 按【OK】键进入结束程序
2		屏幕提示 断开患者连接 按【STOP】键 按【STOP】键，血泵停止转动
3		回输导管动脉端血液 操作者戴手套，打开包裹管路的治疗巾，打开回输生理盐水的水止，打开动脉管路补液口夹子，使冲洗用生理盐水依靠重力回输至患者体内

步骤	图示	注释
4	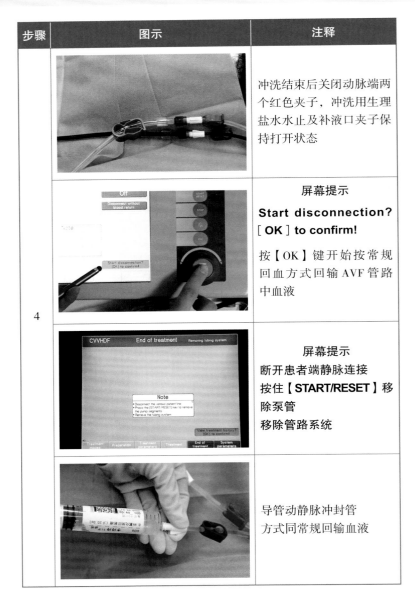	冲洗结束后关闭动脉端两个红色夹子，冲洗用生理盐水水止及补液口夹子保持打开状态
		屏幕提示 **Start disconnection?** **[OK] to confirm!** 按【OK】键开始按常规回血方式回输 AVF 管路中血液
		屏幕提示 断开患者端静脉连接 按住【START/RESET】移除泵管 移除管路系统
		导管动静脉冲封管方式同常规回输血液

（王欣然　王　硕　龚茜茜　王　双）

CRRT 参数设置图解 第四章

第一节　参数设置

步骤	图示	注释
1	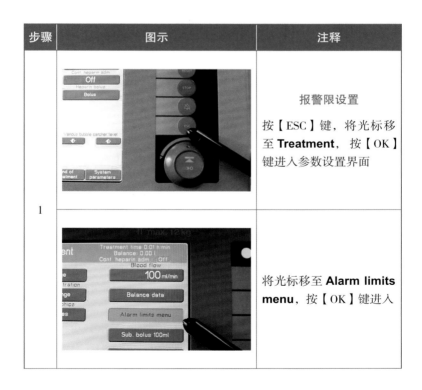	报警限设置 按【ESC】键，将光标移至 Treatment，按【OK】键进入参数设置界面 将光标移至 Alarm limits menu，按【OK】键进入

步骤	图示	注释
1	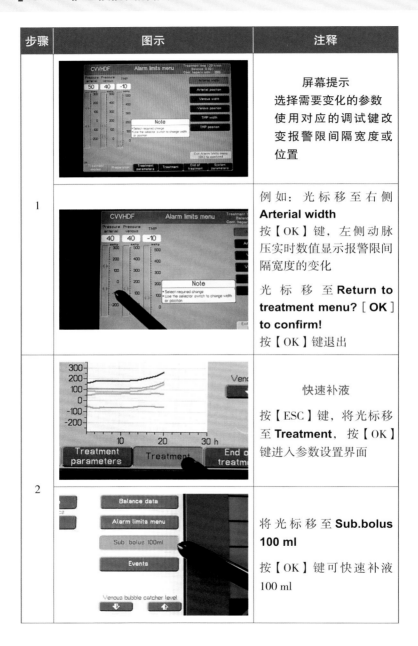	屏幕提示 选择需要变化的参数 使用对应的调试键改变报警限间隔宽度或位置 例如：光标移至右侧 **Arterial width** 按【OK】键，左侧动脉压实时数值显示报警限间隔宽度的变化 光标移至 **Return to treatment menu?**［**OK**］**to confirm!** 按【OK】键退出
2		快速补液 按【ESC】键，将光标移至 **Treatment**，按【OK】键进入参数设置界面 将光标移至 **Sub.bolus 100 ml** 按【OK】键可快速补液 100 ml

步骤	图示	注释
2	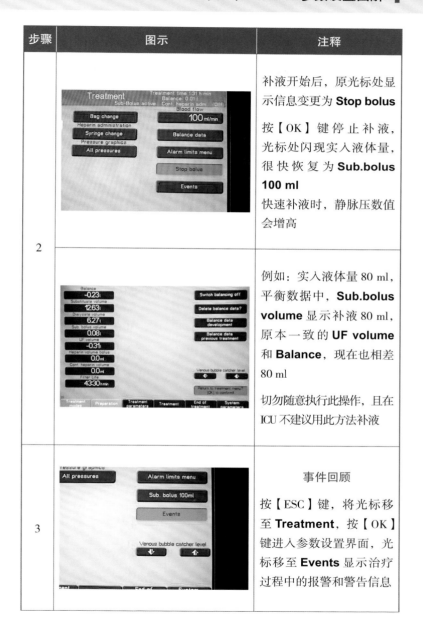	补液开始后，原光标处显示信息变更为 **Stop bolus** 按【OK】键停止补液，光标处闪现实入液体量，很快恢复为 **Sub.bolus 100 ml** 快速补液时，静脉压数值会增高
		例如：实入液体量 80 ml，平衡数据中，**Sub.bolus volume** 显示补液 80 ml，原本一致的 **UF volume** 和 **Balance**，现在也相差 80 ml 切勿随意执行此操作，且在 ICU 不建议用此方法补液
3		事件回顾 按【ESC】键，将光标移至 **Treatment**，按【OK】键进入参数设置界面，光标移至 **Events** 显示治疗过程中的报警和警告信息

步骤	图示	注释
	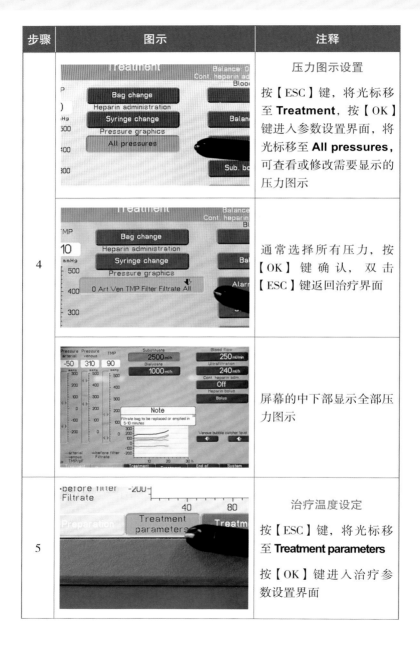	压力图示设置 按【ESC】键，将光标移至 **Treatment**，按【OK】键进入参数设置界面，将光标移至 **All pressures**，可查看或修改需要显示的压力图示
4		通常选择所有压力，按【OK】键确认，双击【ESC】键返回治疗界面
		屏幕的中下部显示全部压力图示
5		治疗温度设定 按【ESC】键，将光标移至 **Treatment parameters** 按【OK】键进入治疗参数设置界面

步骤	图示	注释
5	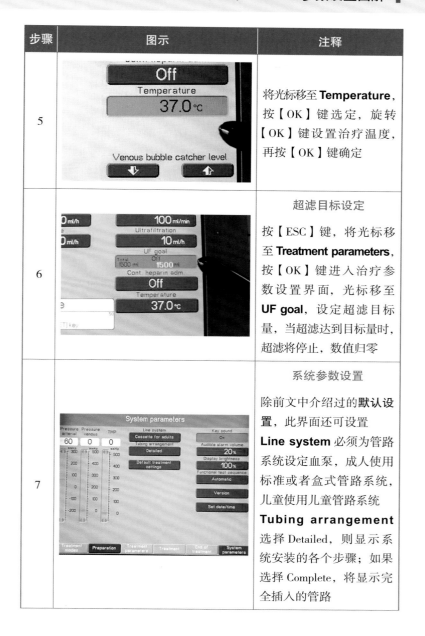	将光标移至 **Temperature**，按【OK】键选定，旋转【OK】键设置治疗温度，再按【OK】键确定
6		超滤目标设定 按【ESC】键，将光标移至 **Treatment parameters**，按【OK】键进入治疗参数设置界面，光标移至 **UF goal**，设定超滤目标量，当超滤达到目标量时，超滤将停止，数值归零
7		系统参数设置 除前文中介绍过的**默认设置**，此界面还可设置 **Line system** 必须为管路系统设定血泵，成人使用标准或者盒式管路系统，儿童使用儿童管路系统 **Tubing arrangement** 选择 Detailed，则显示系统安装的各个步骤；如果选择 Complete，将显示完全插入的管路

步骤	图示	注释
7	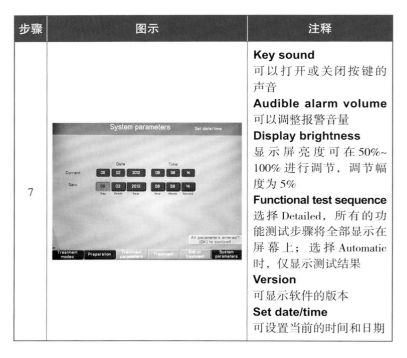	**Key sound** 可以打开或关闭按键的声音 **Audible alarm volume** 可以调整报警音量 **Display brightness** 显示屏亮度可在 50%~100% 进行调节，调节幅度为 5% **Functional test sequence** 选择 Detailed，所有的功能测试步骤将全部显示在屏幕上；选择 Automatic 时，仅显示测试结果 **Version** 可显示软件的版本 **Set date/time** 可设置当前的时间和日期

（ 王欣然　王　硕　龚茜茜　王　双 ）

第二节　过程监护

步骤	图示	注释
1	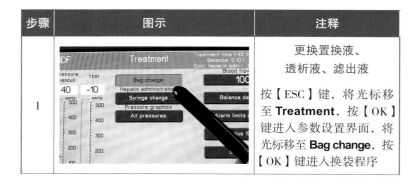	更换置换液、透析液、滤出液 按【ESC】键，将光标移至 Treatment，按【OK】键进入参数设置界面，将光标移至 Bag change，按【OK】键进入换袋程序

步骤	图示	注释
1	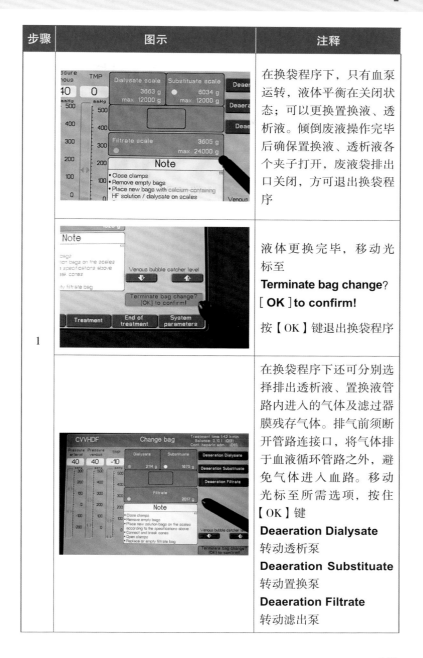	在换袋程序下，只有血泵运转，液体平衡在关闭状态；可以更换置换液、透析液。倾倒废液操作完毕后确保置换液、透析液各个夹子打开，废液袋排出口关闭，方可退出换袋程序 液体更换完毕，移动光标至 **Terminate bag change**? [**OK**] **to confirm!** 按【OK】键退出换袋程序 在换袋程序下还可分别选择排出透析液、置换液管路内进入的气体及滤过器膜残存气体。排气前须断开管路连接口，将气体排于血液循环管路之外，避免气体进入血路。移动光标至所需选项，按住【OK】键 **Deaeration Dialysate** 转动透析泵 **Deaeration Substituate** 转动置换泵 **Deaeration Filtrate** 转动滤出泵

步骤	图示	注释
2	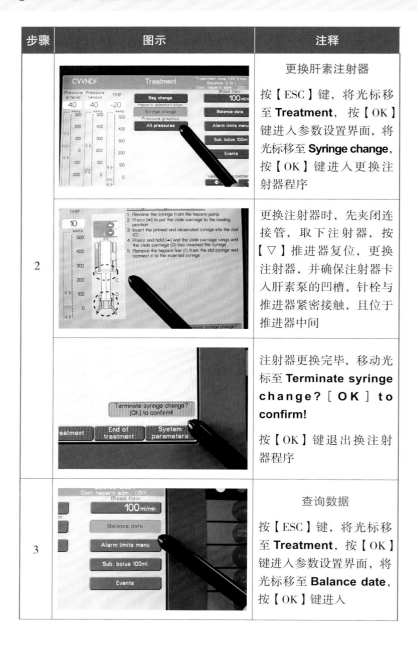	更换肝素注射器 按【ESC】键，将光标移至 Treatment，按【OK】键进入参数设置界面，将光标移至 Syringe change，按【OK】键进入更换注射器程序
		更换注射器时，先夹闭连接管，取下注射器，按【▽】推进器复位，更换注射器，并确保注射器卡入肝素泵的凹槽，针栓与推进器紧密接触，且位于推进器中间
		注射器更换完毕，移动光标至 Terminate syringe change?［OK］to confirm! 按【OK】键退出换注射器程序
3		查询数据 按【ESC】键，将光标移至 Treatment，按【OK】键进入参数设置界面，将光标移至 Balance date，按【OK】键进入

步骤	图示	注释
3	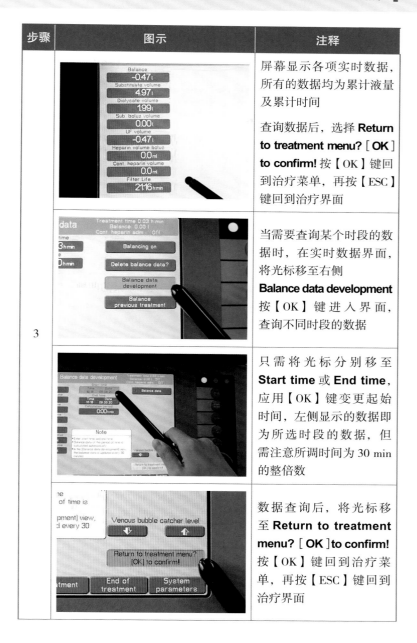	屏幕显示各项实时数据，所有的数据均为累计液量及累计时间 查询数据后，选择 **Return to treatment menu?** 〔**OK**〕**to confirm!** 按【OK】键回到治疗菜单，再按【ESC】键回到治疗界面 当需要查询某个时段的数据时，在实时数据界面，将光标移至右侧 **Balance data development** 按【OK】键进入界面，查询不同时段的数据 只需将光标分别移至 **Start time** 或 **End time**，应用【OK】键变更起始时间，左侧显示的数据即为所选时段的数据，但需注意所调时间为 30 min 的整倍数 数据查询后，将光标移至 **Return to treatment menu?** 〔**OK**〕**to confirm!** 按【OK】键回到治疗菜单，再按【ESC】键回到治疗界面

步骤	图示	注释
4	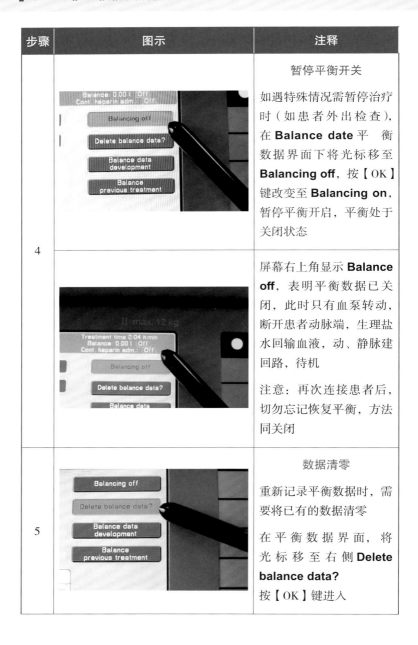	**暂停平衡开关** 如遇特殊情况需暂停治疗时（如患者外出检查），在 **Balance date** 平衡数据界面下将光标移至 **Balancing off**，按【OK】键改变至 **Balancing on**，暂停平衡开启，平衡处于关闭状态
		屏幕右上角显示 **Balance off**，表明平衡数据已关闭，此时只有血泵转动，断开患者动脉端，生理盐水回输血液，动、静脉建回路，待机 注意：再次连接患者后，切勿忘记恢复平衡，方法同关闭
5		**数据清零** 重新记录平衡数据时，需要将已有的数据清零 在平衡数据界面，将光标移至右侧 **Delete balance data?** 按【OK】键进入

步骤	图示	注释
5	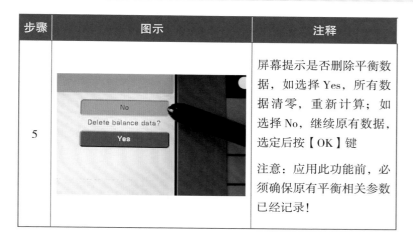	屏幕提示是否删除平衡数据，如选择 Yes，所有数据清零，重新计算；如选择 No，继续原有数据，选定后按【OK】键 注意：应用此功能前，必须确保原有平衡相关参数已经记录！

（王欣然　王　硕　龚茜茜　王　双）

第五章   枸橼酸抗凝操作图解

第一节   枸橼酸管路安装与预冲

步骤	图示	注释
1	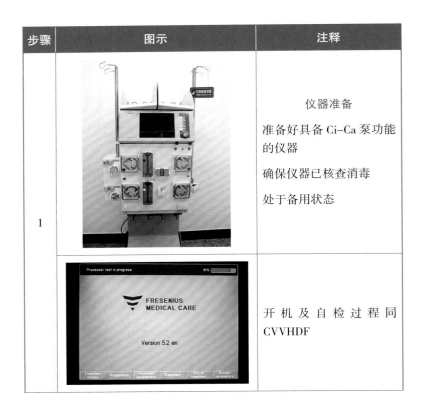	仪器准备 准备好具备 Ci-Ca 泵功能的仪器 确保仪器已核查消毒 处于备用状态 开机及自检过程同 CVVHDF

步骤	图示	注释
1	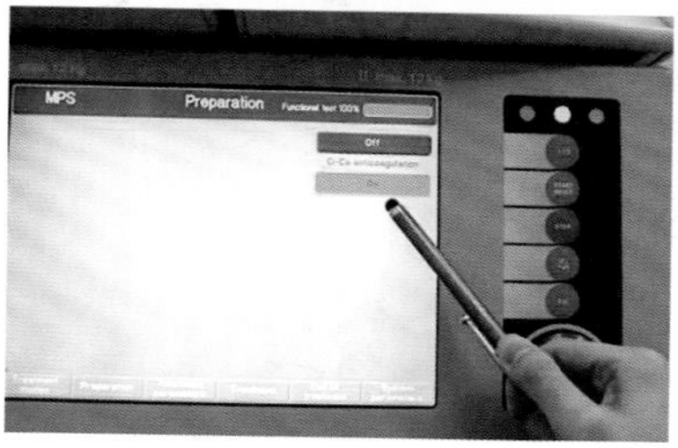	自检结束后屏幕提示 **Ci-Ca anticoagulation** 选项，旋转【OK】键，将光标移至 **on** 按【OK】键确认
2	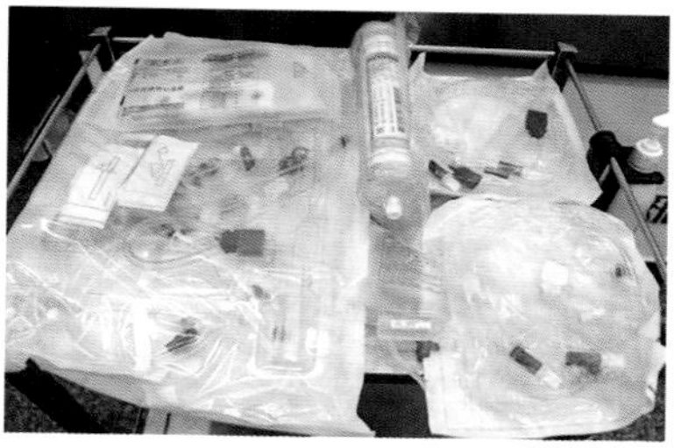	**准备用物** 在机器自检过程中，护士准备好 AV1000s 滤器、Ci-Ca AVF 套管、S 管、D 管、废液袋等所需用物 遵医嘱配制枸橼酸钠溶液及钙溶液
3	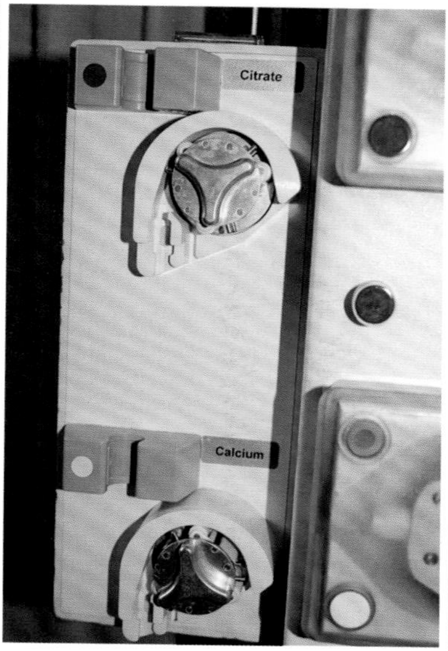	**确认开始条件** 过程同 CVVHDF 增加确认 Ci-Ca 泵上无管路安装 检查完毕，按【OK】键进入下一步

步骤	图示	注释
4	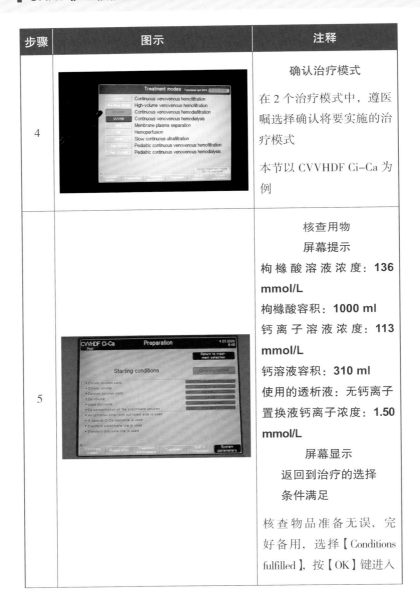	确认治疗模式 在 2 个治疗模式中，遵医嘱选择确认将要实施的治疗模式 本节以 CVVHDF Ci-Ca 为例
5		核查用物 屏幕提示 枸橼酸溶液浓度：**136 mmol/L** 枸橼酸容积：**1000 ml** 钙离子溶液浓度：**113 mmol/L** 钙溶液容积：**310 ml** 使用的透析液：无钙离子 置换液钙离子浓度：**1.50 mmol/L** 屏幕显示 返回到治疗的选择 条件满足 核查物品准备无误，完好备用，选择【Conditions fulfilled】，按【OK】键进入

步骤	图示	注释
6	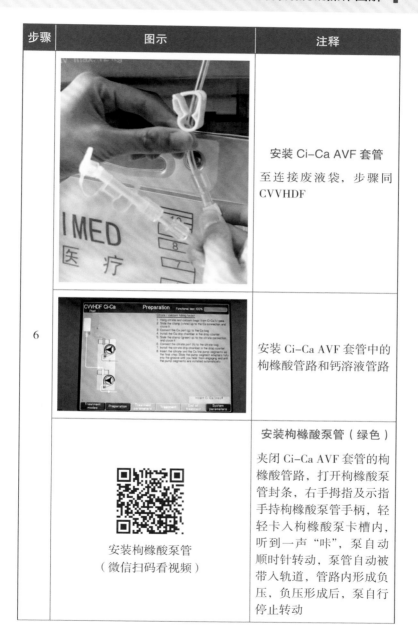	**安装 Ci-Ca AVF 套管** 至连接废液袋，步骤同 CVVHDF
		安装 Ci-Ca AVF 套管中的枸橼酸管路和钙溶液管路
	安装枸橼酸泵管 （微信扫码看视频）	**安装枸橼酸泵管（绿色）** 夹闭 Ci-Ca AVF 套管的枸橼酸管路，打开枸橼酸泵管封条，右手拇指及示指手持枸橼酸泵管手柄，轻轻卡入枸橼酸泵卡槽内，听到一声"咔"，泵自动顺时针转动，泵管自动被带入轨道，管路内形成负压，负压形成后，泵自行停止转动

步骤	图示	注释
6	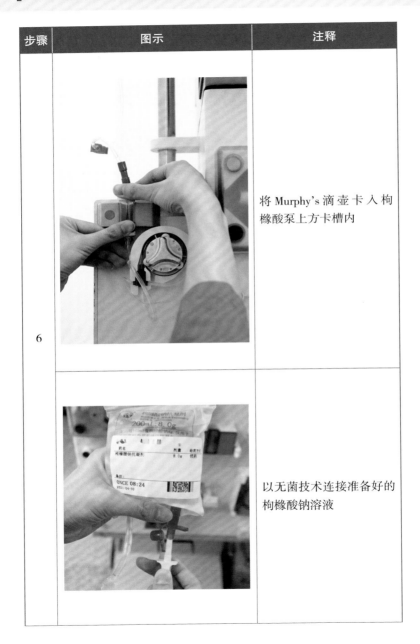	将 Murphy's 滴壶卡入枸橼酸泵上方卡槽内
		以无菌技术连接准备好的枸橼酸钠溶液

步骤	图示	注释
6	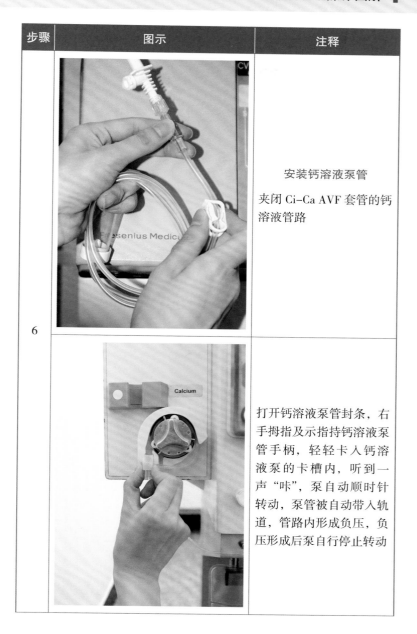	安装钙溶液泵管 夹闭 Ci-Ca AVF 套管的钙溶液管路 打开钙溶液泵管封条，右手拇指及示指持钙溶液泵管手柄，轻轻卡入钙溶液泵的卡槽内，听到一声"咔"，泵自动顺时针转动，泵管被自动带入轨道，管路内形成负压，负压形成后泵自行停止转动

步骤	图示	注释
6	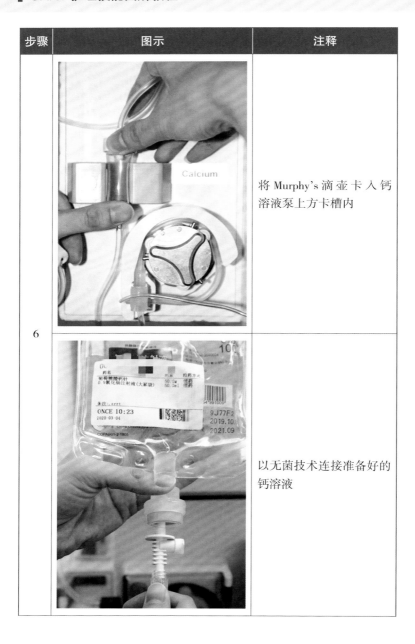	将 Murphy's 滴壶卡入钙溶液泵上方卡槽内
		以无菌技术连接准备好的钙溶液

步骤	图示	注释
6	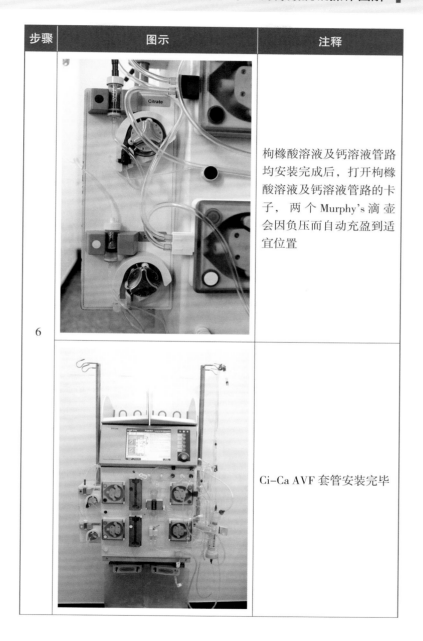	枸橼酸溶液及钙溶液管路均安装完成后，打开枸橼酸溶液及钙溶液管路的卡子，两个 Murphy's 滴壶会因负压而自动充盈到适宜位置
		Ci-Ca AVF 套管安装完毕

步骤	图示	注释
7	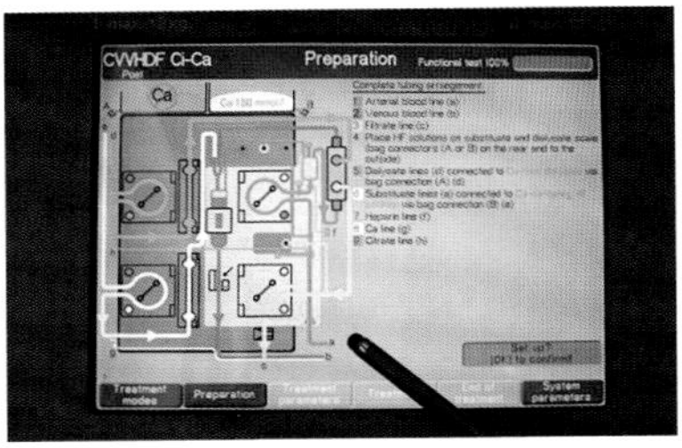	其他管路安装及检查 置换液 / 透析液管路安装均同 CVVHDF 肝素溶液可遵医嘱暂不使用 屏幕显示建立完整的管路连接 complete tubing arrangement 提示整套系统连接及检查
7	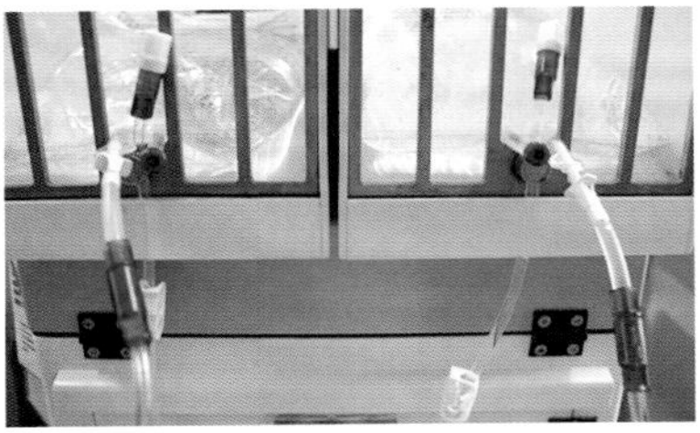	预冲液连接、置换液连接、透析液连接均同 CVVHDF 各卡子的检查均同 CVVHDF
	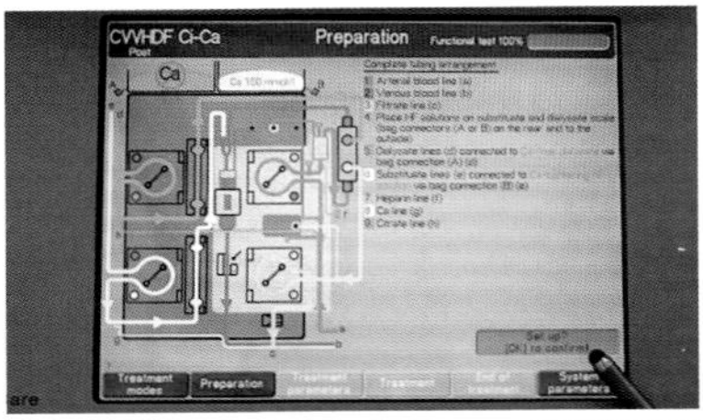	屏幕显示 Set up?［OK］to confirm! 全部连接、检查完毕，按【OK】键结束安装，准备开始预冲
8	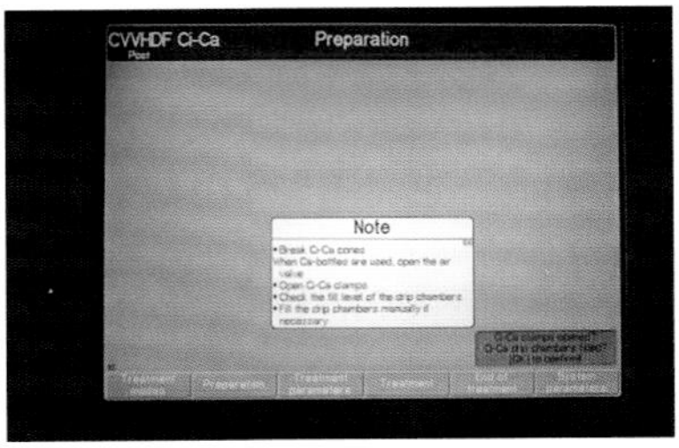	屏幕显示 暂停 Ci-Ca 泵转动 当使用瓶装钙溶液时，打开空气阀 打开 Ci-Ca 夹子 检查 Murphy's 滴壶的水位 如果有必要，手动填充 Murphy's 滴壶

步骤	图示	注释
8	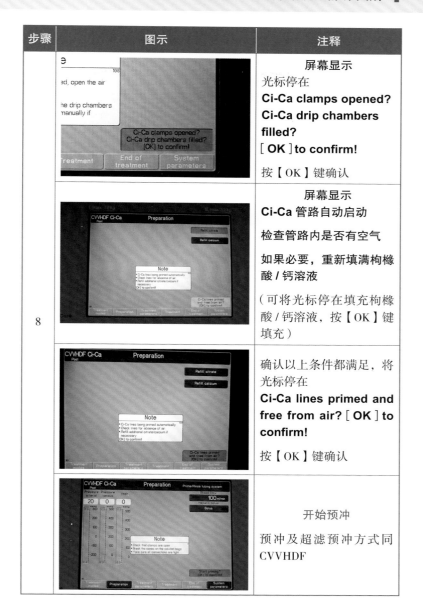	**屏幕显示** 光标停在 **Ci-Ca clamps opened?** **Ci-Ca drip chambers filled?** [**OK**] **to confirm!** 按【OK】键确认
		屏幕显示 **Ci-Ca** 管路自动启动 检查管路内是否有空气 如果必要，重新填满枸橼酸 / 钙溶液 （可将光标停在填充枸橼酸 / 钙溶液，按【OK】键填充）
		确认以上条件都满足，将光标停在 **Ci-Ca lines primed and free from air?** [**OK**] **to confirm!** 按【OK】键确认
		开始预冲 预冲及超滤预冲方式同 CVVHDF

（王　硕　姜　灿　龚茜茜　王　双）

第二节　枸橼酸抗凝的开始与结束

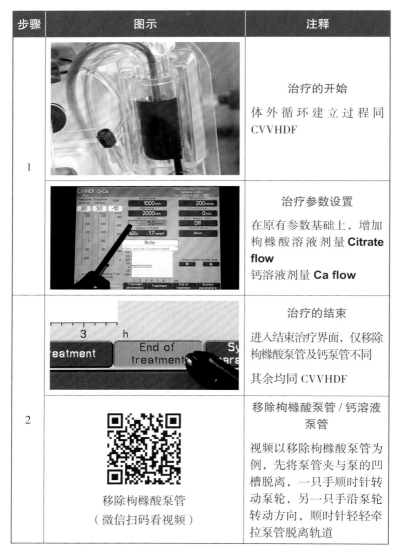

步骤	图示	注释
1		治疗的开始 体外循环建立过程同 CVVHDF
		治疗参数设置 在原有参数基础上，增加枸橼酸溶液剂量 Citrate flow 钙溶液剂量 Ca flow
2		治疗的结束 进入结束治疗界面，仅移除枸橼酸泵管及钙泵管不同 其余均同 CVVHDF
	移除枸橼酸泵管 （微信扫码看视频）	移除枸橼酸泵管 / 钙溶液泵管 视频以移除枸橼酸泵管为例，先将泵管夹与泵的凹槽脱离，一只手顺时针转动泵轮，另一只手沿泵轮转动方向，顺时针轻轻牵拉泵管脱离轨道

（王　硕　姜　灿　龚茜茜　王　双）

第三节　无 Ci-Ca 泵机器枸橼酸抗凝操作

步骤	图示	注释
1	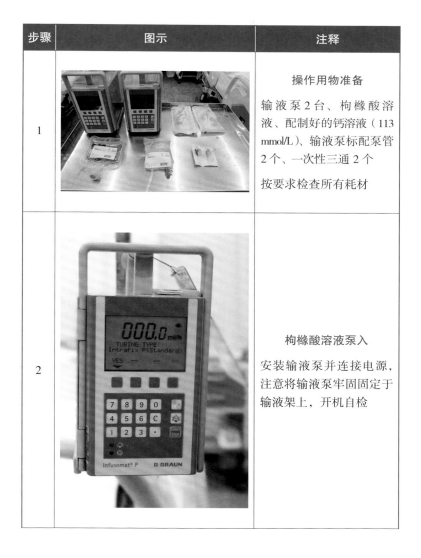	**操作用物准备** 输液泵 2 台、枸橼酸溶液、配制好的钙溶液（113 mmol/L）、输液泵标配泵管 2 个、一次性三通 2 个 按要求检查所有耗材
2		**枸橼酸溶液泵入** 安装输液泵并连接电源，注意将输液泵牢固固定于输液架上，开机自检

步骤	图示	注释
2	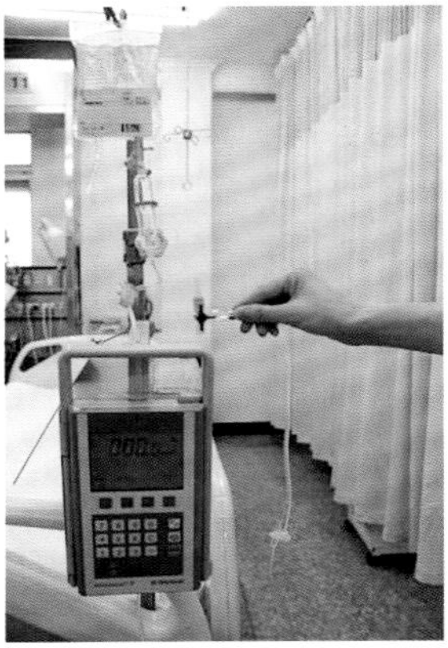	将枸橼酸溶液悬挂于输液架上，严格执行无菌操作，连接泵管并排气，连接三通侧孔，再次排气后，夹闭水止，安装泵管于输液泵上，再打开水止
	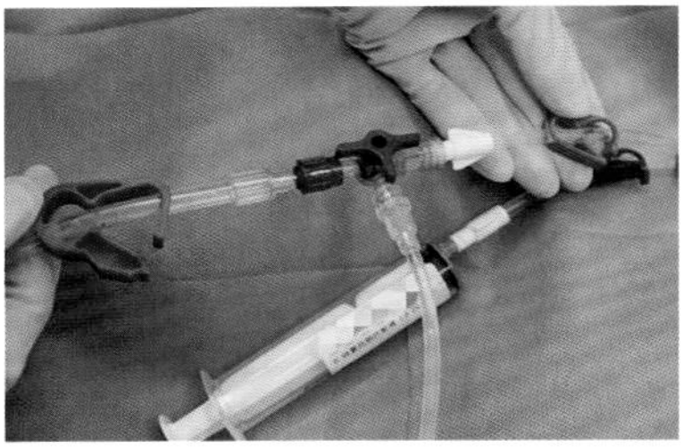	将输液泵管与三通连接在患者导管动脉端及 AVF 动脉端接口处，确保三通呈开放状态
	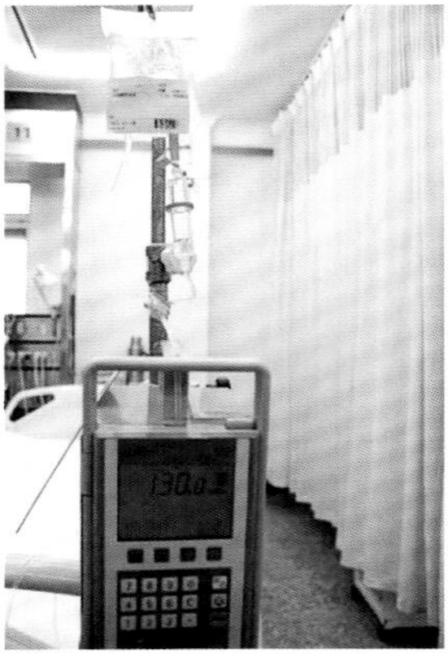	设定参数（初始上机，血流速度 100 ml/h，建议枸橼酸溶液速度 130 ml/h）

步骤	图示	注释
3	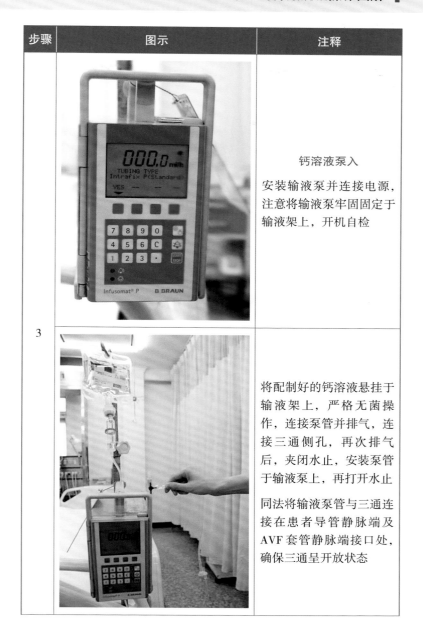	钙溶液泵入 安装输液泵并连接电源，注意将输液泵牢固固定于输液架上，开机自检 将配制好的钙溶液悬挂于输液架上，严格无菌操作，连接泵管并排气，连接三通侧孔，再次排气后，夹闭水止，安装泵管于输液泵上，再打开水止 同法将输液泵管与三通连接在患者导管静脉端及AVF套管静脉端接口处，确保三通呈开放状态

步骤	图示	注释
3	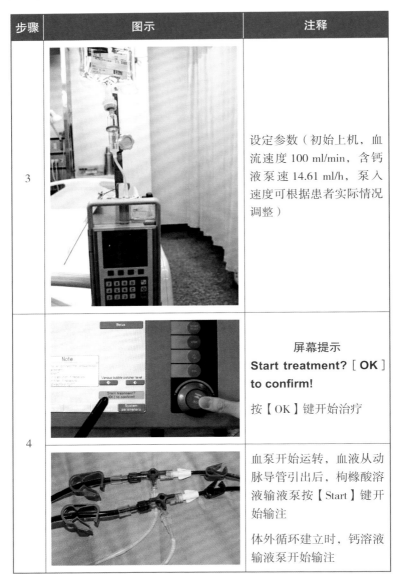	设定参数（初始上机，血流速度 100 ml/min，含钙液泵速 14.61 ml/h，泵入速度可根据患者实际情况调整）
4		屏幕提示 **Start treatment? ［OK］to confirm!** 按【OK】键开始治疗
		血泵开始运转，血液从动脉导管引出后，枸橼酸溶液输液泵按【Start】键开始输注 体外循环建立时，钙溶液输液泵开始输注

（王 硕 赵英杰 龚茜茜 王 双）

第四节 枸橼酸抗凝治疗过程监护

上机后，对患者进行持续心电监护，做好记录，及时做好血气分析，同时观察病情变化，评价治疗风险及有无并发症

血气分析时间

初次抽取时间建议CRRT开始前半小时内监测第一次，根据检测结果中pH及电解质情况，确定碳酸氢钠及15%氯化钾的用药剂量

第一个2 h同时测体内及体外血气分析是调整枸橼酸和钙溶液剂量的基础

稳定后，每4～6 h同时测体内及体外血气分析，根据检测结果中钙离子浓度来调整枸橼酸及含钙溶液泵入剂量

若血泵停止，应及时关闭枸橼酸泵（防止枸橼酸进入患者体内）及钙泵（防止过量钙进入患者体内）

注：

体外血：即静脉标本，是指在枸橼酸泵与钙泵之间采集的血液标本。

体内血：即动脉／静脉标本，可采集动脉血。若单纯只看离子钙，可从深静脉动脉出口端采集，以减少穿刺次数，减轻患者痛苦，此时为静脉血标本。

（王欣然　赵英杰　王　硕）

第六章　血浆置换操作图解

第一节　管路的安装

步骤	图示	注释
1	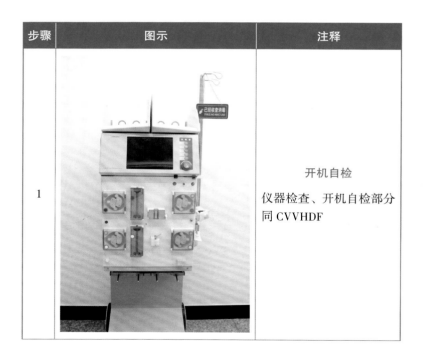	开机自检 仪器检查、开机自检部分同 CVVHDF

步骤	图示	注释
2	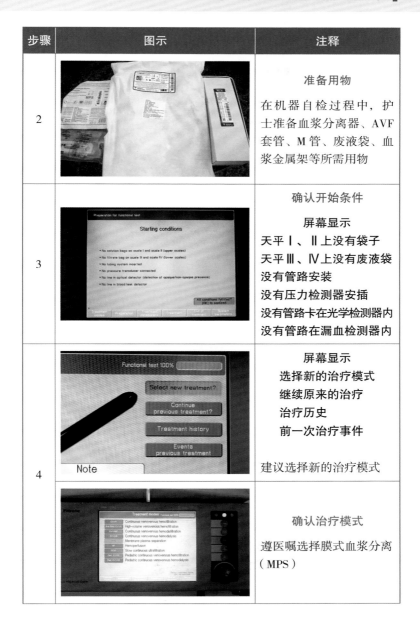	**准备用物** 在机器自检过程中，护士准备血浆分离器、AVF套管、M管、废液袋、血浆金属架等所需用物
3		**确认开始条件** **屏幕显示** 天平Ⅰ、Ⅱ上没有袋子 天平Ⅲ、Ⅳ上没有废液袋 没有管路安装 没有压力检测器安插 没有管路卡在光学检测器内 没有管路在漏血检测器内
4		**屏幕显示** 选择新的治疗模式 继续原来的治疗 治疗历史 前一次治疗事件 建议选择新的治疗模式
		确认治疗模式 遵医嘱选择膜式血浆分离 （MPS）

步骤	图示	注释
5	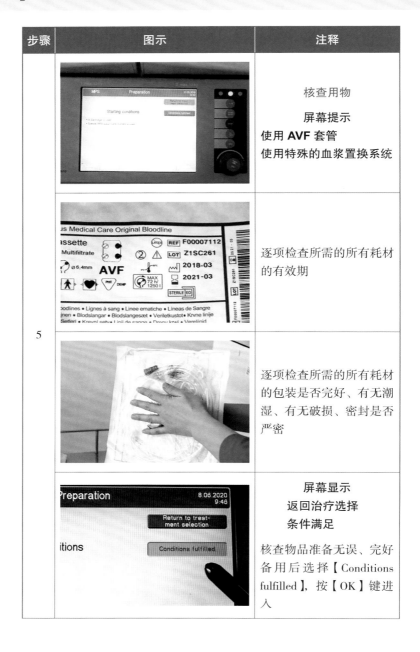	核查用物 **屏幕提示** **使用 AVF 套管** **使用特殊的血浆置换系统**
		逐项检查所需的所有耗材的有效期
		逐项检查所需的所有耗材的包装是否完好、有无潮湿、有无破损、密封是否严密
		屏幕显示 **返回治疗选择** **条件满足** 核查物品准备无误、完好备用后选择【Conditions fulfilled】，按【OK】键进入

步骤	图示	注释
6	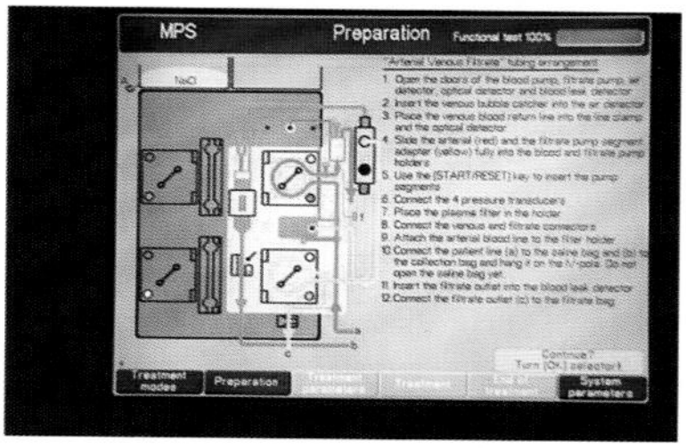	**准备安装** 机器清晰显示安装步骤的图示，安装全过程可以参照图示逐项安装，注意图示中管路颜色的提示
7	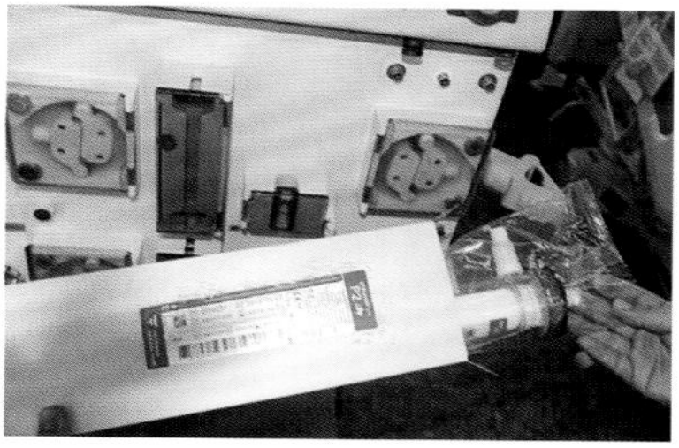	**安装血浆分离器** 打开血浆分离器包装，取出血浆分离器
7	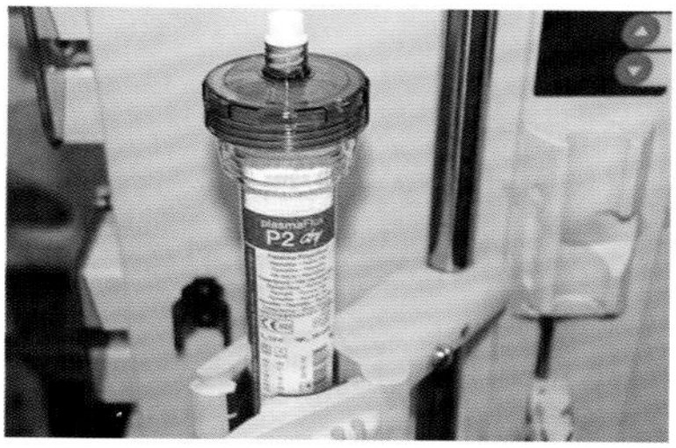	血浆分离器放置无明确方向要求，出于美观考虑，按照文字方向固定 但是，必须明确血流方向，动脉端连接血浆分离器下端，静脉端连接血浆分离器上端
8	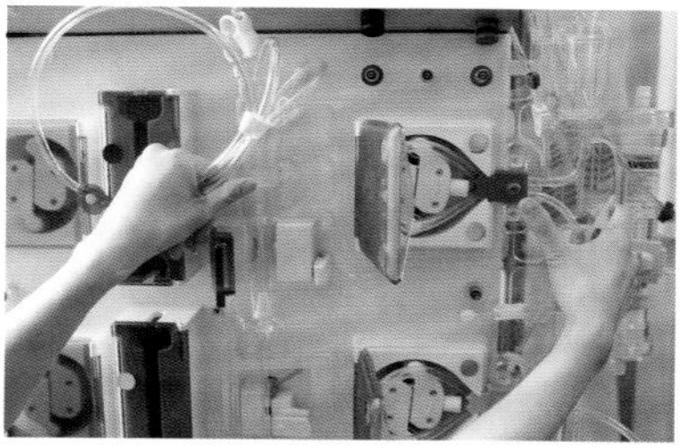	**安装 AVF 套管** 方法同 CVVHDF 以下将血浆分离器替代滤器部分详述

步骤	图示	注释
8	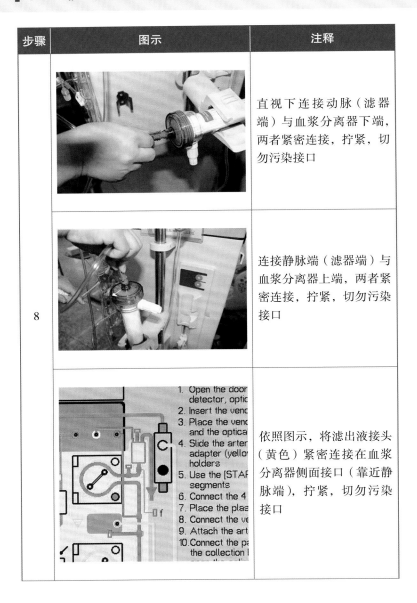	直视下连接动脉（滤器端）与血浆分离器下端，两者紧密连接，拧紧，切勿污染接口
		连接静脉端（滤器端）与血浆分离器上端，两者紧密连接，拧紧，切勿污染接口
		依照图示，将滤出液接头（黄色）紧密连接在血浆分离器侧面接口（靠近静脉端），拧紧，切勿污染接口

步骤	图示	注释
9	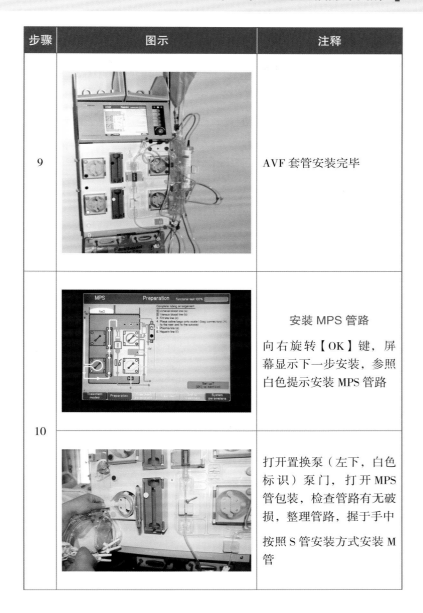	AVF 套管安装完毕
10		安装 MPS 管路 向右旋转【OK】键，屏幕显示下一步安装，参照白色提示安装 MPS 管路
		打开置换泵（左下，白色标识）泵门，打开 MPS 管包装，检查管路有无破损，整理管路，握于手中 按照 S 管安装方式安装 M 管

步骤	图示	注释
10	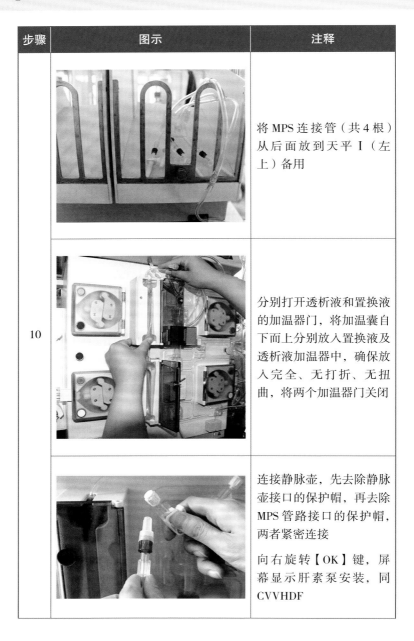	将 MPS 连接管（共 4 根）从后面放到天平Ⅰ（左上）备用
		分别打开透析液和置换液的加温器门，将加温囊自下而上分别放入置换液及透析液加温器中，确保放入完全、无打折、无扭曲，将两个加温器门关闭
		连接静脉壶，先去除静脉壶接口的保护帽，再去除 MPS 管路接口的保护帽，两者紧密连接 向右旋转【OK】键，屏幕显示肝素泵安装，同 CVVHDF

步骤	图示	注释
11	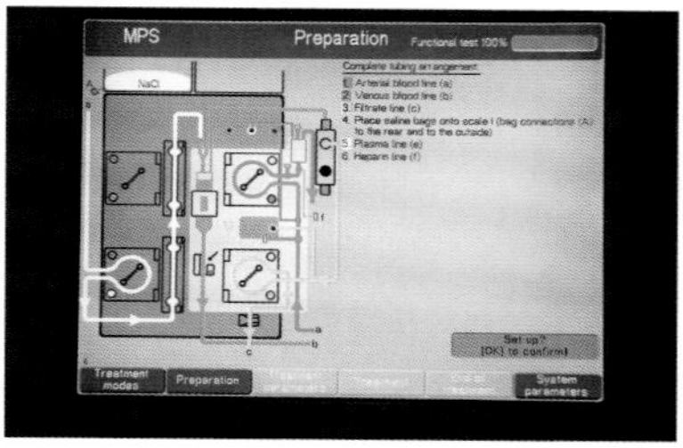	**连接液体，检查管路** 管路安装完毕后，旋转【OK】键，屏幕显示建立完整的管路连接 complete tubing arrangement 提示整套系统连接及检查
12	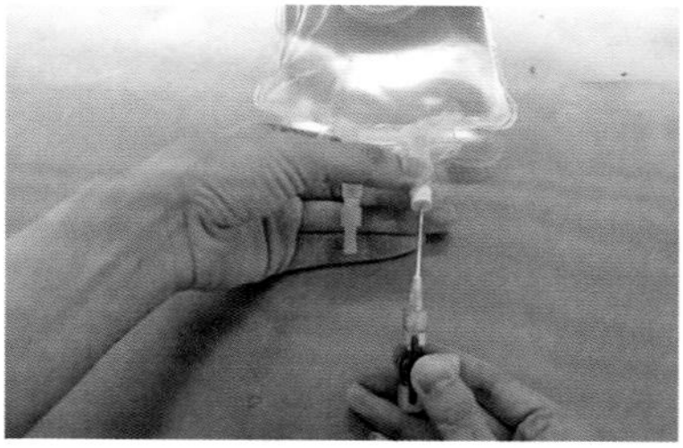	**动脉端连接预冲盐水** 准备好预冲用生理盐水2000~3000 ml，遵医嘱加入预冲剂量肝素 应用无菌技术，将三通、16号大针头与预冲盐水连接
		将连接好的预冲盐水悬挂于输液架（内侧）上，同时将之前放在架子上的动脉（患者端）管路取下

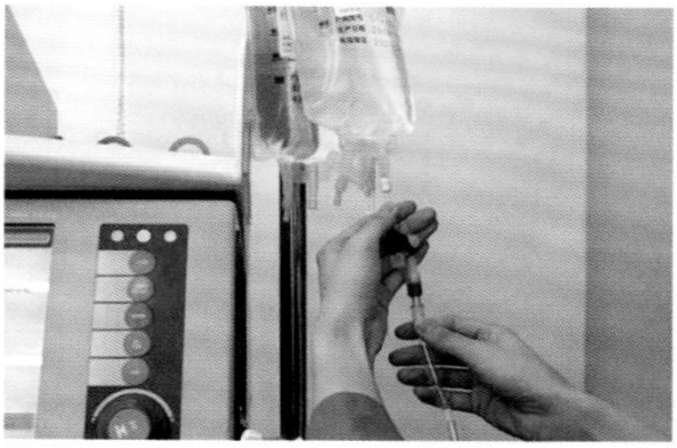

步骤	图示	注释
12	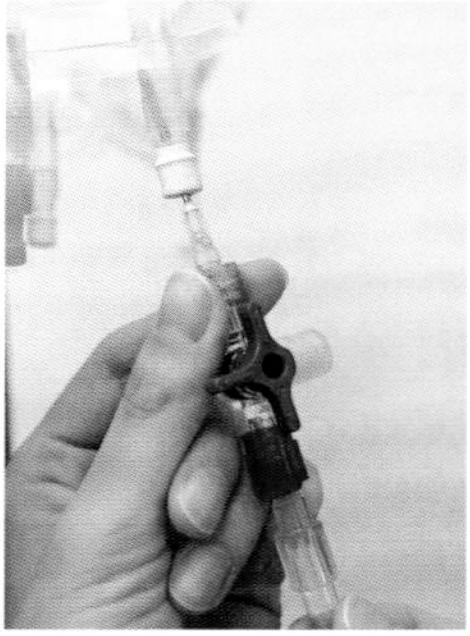	动脉（患者端）管路与三通纵向端口连接，检查三通开关，确保动脉端通畅
13	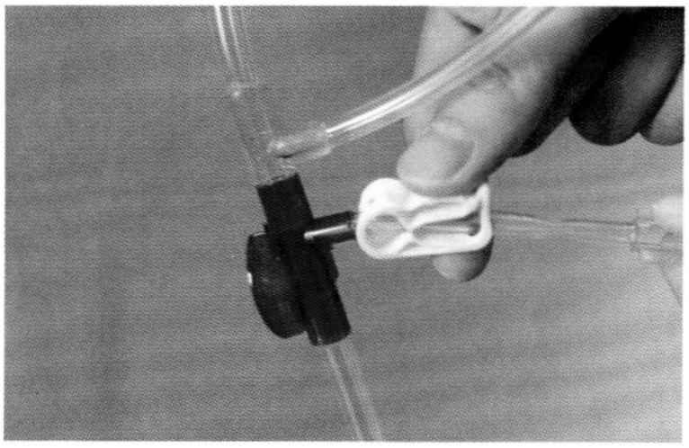	**检查各管路夹子** 从动脉到静脉再到滤出，逐一细致检查管路夹子，确保需要使用的在打开状态，无需使用的在关闭状态；如需关闭的，一定将夹子推到管路根部再关闭 检查各管路夹子的同时，随血流方向逐一检查各传感器及各管路接口，确保连接紧密，无松脱 检查过程注意按顺序、无漏项、不重复动作
14	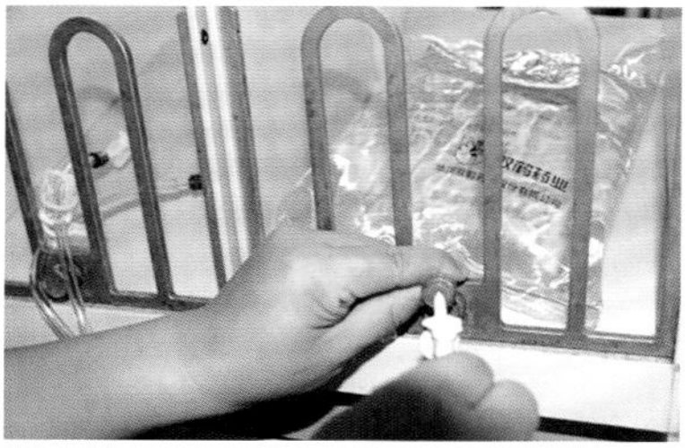	**连接生理盐水 1000 ml** 将生理盐水 1000 ml 放置在天平Ⅰ上（如果生理盐水是 500 ml 的，可用连通管连接），放置时注意流出道在后

步骤	图示	注释
14	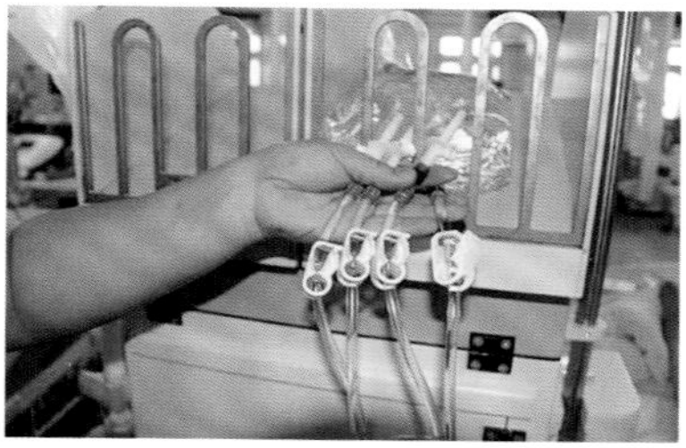	**MPS 管的 4 个接口均充满生理盐水** MPS 管共有 4 个接口，分别将 4 个接口的夹子关闭，应用无菌技术，将其中一个接口与生理盐水连接，打开已连接生理盐水那个接口的夹子，并逐一将其余三条管路的夹子打开，将生理盐水充满其余三条管路，充满至接口处，并将夹子关闭。最终将连接生理盐水的那条管路的夹子打开，其余三条管路的夹子处于关闭状态，并置于固定架上（不接）
15	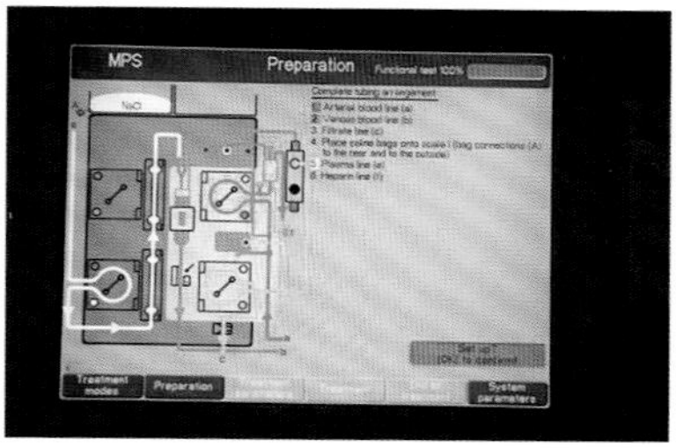	**屏幕显示** **Set up?〔OK〕to confirm!** 全部连接、检查完毕，按【OK】键结束安装，准备预冲

（王　硕　毕红月）

第二节　管路的预冲

步骤	图示	注释
1	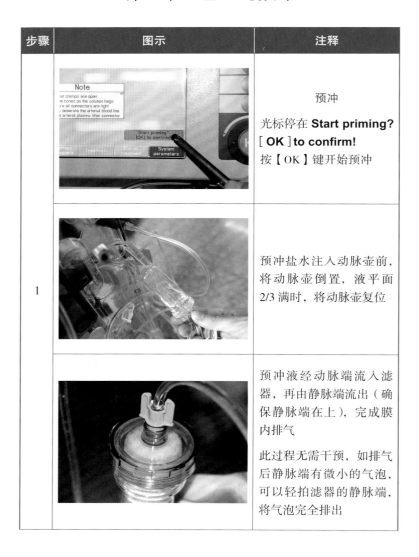	预冲 光标停在 **Start priming?** [**OK**]to confirm! 按【OK】键开始预冲 预冲盐水注入动脉壶前，将动脉壶倒置，液平面2/3满时，将动脉壶复位 预冲液经动脉端流入滤器，再由静脉端流出（确保静脉端在上），完成膜内排气 此过程无需干预，如排气后静脉端有微小的气泡，可以轻拍滤器的静脉端，将气泡完全排出

步骤	图示	注释
1	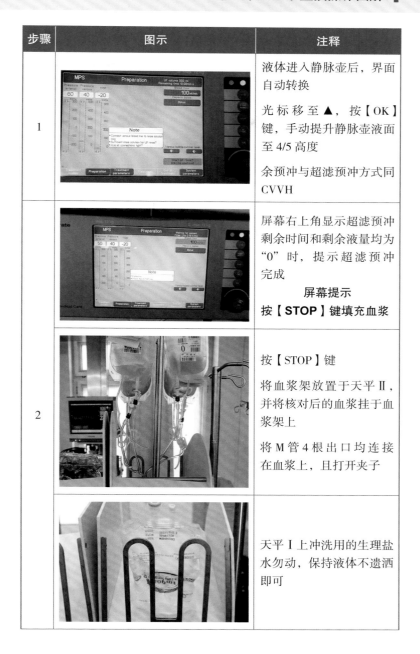	液体进入静脉壶后，界面自动转换 光标移至▲，按【OK】键，手动提升静脉壶液面至 4/5 高度 余预冲与超滤预冲方式同 CVVH
2		屏幕右上角显示超滤预冲剩余时间和剩余液量均为"0"时，提示超滤预冲完成 **屏幕提示** **按【STOP】键填充血浆**
2		按【STOP】键 将血浆架放置于天平Ⅱ，并将核对后的血浆挂于血浆架上 将 M 管 4 根出口均连接在血浆上，且打开夹子
		天平Ⅰ上冲洗用的生理盐水勿动，保持液体不遗洒即可

步骤	图示	注释
3	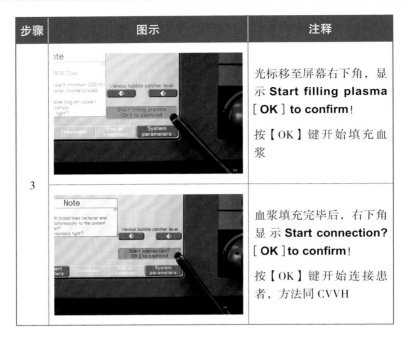	光标移至屏幕右下角，显示 **Start filling plasma** [**OK**] **to confirm**！ 按【OK】键开始填充血浆
		血浆填充完毕后，右下角显示 **Start connection?** [**OK**]**to confirm**！ 按【OK】键开始连接患者，方法同 CVVH

（王　硕　毕红月）

第三节　治疗的开始与结束

步骤	图示	注释
1	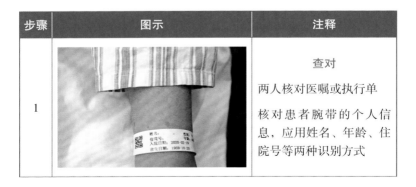	查对 两人核对医嘱或执行单 核对患者腕带的个人信息，应用姓名、年龄、住院号等两种识别方式

步骤	图示	注释
1	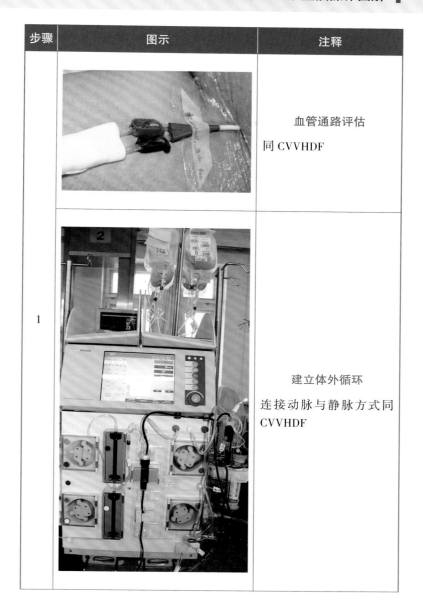	血管通路评估 同 CVVHDF 建立体外循环 连接动脉与静脉方式同 CVVHDF

步骤	图示	注释
2	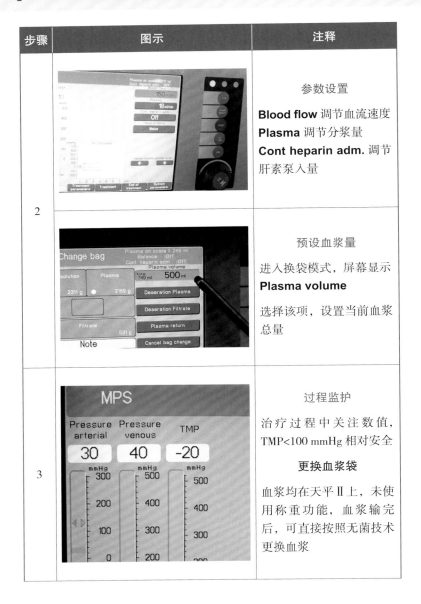	参数设置 **Blood flow** 调节血流速度 **Plasma** 调节分浆量 **Cont heparin adm.** 调节肝素泵入量 预设血浆量 进入换袋模式，屏幕显示 **Plasma volume** 选择该项，设置当前血浆总量
3		过程监护 治疗过程中关注数值，TMP<100 mmHg 相对安全 **更换血浆袋** 血浆均在天平 II 上，未使用称重功能，血浆输完后，可直接按照无菌技术更换血浆

步骤	图示	注释
4	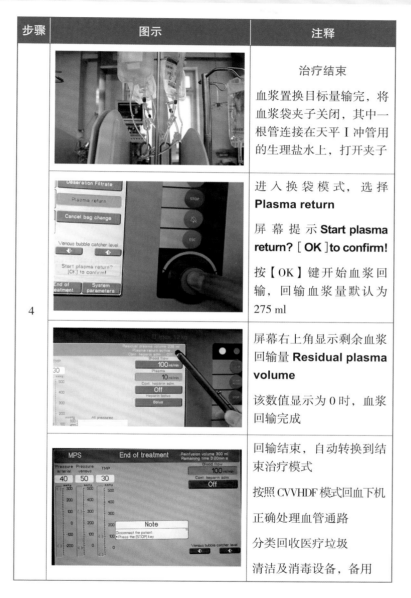	**治疗结束** 血浆置换目标量输完，将血浆袋夹子关闭，其中一根管连接在天平Ⅰ冲管用的生理盐水上，打开夹子 进入换袋模式，选择 **Plasma return** 屏幕提示 **Start plasma return?**［**OK**］**to confirm!** 按【OK】键开始血浆回输，回输血浆量默认为 275 ml 屏幕右上角显示剩余血浆回输量 **Residual plasma volume** 该数值显示为 0 时，血浆回输完成 回输结束，自动转换到结束治疗模式 按照 CVVHDF 模式回血下机 正确处理血管通路 分类回收医疗垃圾 清洁及消毒设备，备用

（王　硕　毕红月　龚茜茜）

第七章　　设备报警与警告

第一节　常见报警识别与处理

动脉压（低）	
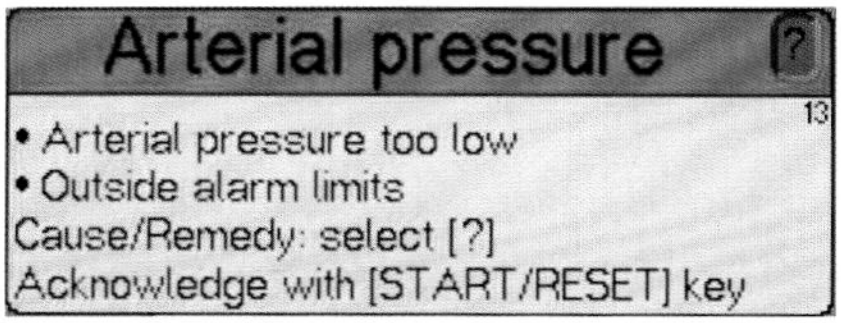 **Arterial pressure** [?] 13 • Arterial pressure too low • Outside alarm limits Cause/Remedy: select [?] Acknowledge with [START/RESET] key	
常见原因	解决方案
1 报警低限设置不当	1 重新设定报警低限
2 动脉血管路梗阻	2 解除管路打折、扭曲或动脉夹夹闭等梗阻因素，排除导管内血栓形成、患者躁动和肢体过度屈伸等因素
3 导管位置异常	3 检查并调整导管位置，上机时注意观察血流量 100 ml/min 时，动脉压应接近零点，如此时动脉压偏低，应及时调整导管位置
4 动脉血流量不足或血泵速率过高	4 检查导管是否通畅，冲洗导管或调整血泵速率
5 动脉压力传感器（红色）进水或血	5 轻轻松动压力传感器，回抽液体或者更换压力传感器

动脉压（高）

Arterial pressure [?]
14
• Arterial pressure too high
• Outside alarm limits
Cause/Remedy: select [?]
Acknowledge with [START/RESET] key

常见原因	解决方案
1 报警高限设置不当 2 血泵前输入液体 3 血泵前管路渗漏	1 重新设定报警高限 2 停止血泵前输液、输血 3 确保管路连接紧密，如有渗漏，及时更换管路

静脉压（低）

Venous pressure
15
• Venous pressure too low
• Outside alarm limits
Cause/Remedy: select [?]
Acknowledge with [START/RESET] key

常见原因	解决方案
1 报警低限设置不当 2 静脉管路系统渗漏、管路与导管连接松脱 3 静脉压力传感器（蓝色）进水或血 4 血流量过低	1 重新设定报警低限 2 检查导管位置，确保管路连接紧密。如有渗漏，及时更换管路 3 使用▼键推出传感器中水 / 血或更换静脉压力传感器 4 调整血泵速率或排除导管不通畅的因素

静脉压（高）	

常见原因	解决方案
1 报警高限设置不当 2 静脉血管路梗阻	1 重新设定报警高限 2 解除管路打折、扭曲或静脉夹夹闭等梗阻因素，排除导管内血栓形成、患者躁动和肢体过度屈伸等因素
3 导管位置异常（如导管贴血管壁） 4 滤器阻塞 5 静脉壶气泡捕捉器滤网出现血块阻塞 6 患者腹压高等自身因素	3 检查并调整导管位置 4 检查管路系统、更换滤器 5 更换管路系统 6 如确定为非导管因素，静脉压能在高水平稳定住，可继续在严密监测下实施治疗，也可适当降低血泵速率

跨膜压（低）	

常见原因	解决方案
1 报警低限设置不当 2 管路系统渗漏或滤器前管路打折、阻塞	1 重新设定报警低限 2 确保管路系统连接紧密，无打折、扭曲，如有渗漏，及时更换管路
3 滤出液压力传感器（黄色）或滤器前压力传感器（白色）进水	3 不关闭血泵，用止血钳夹闭测压管，取下传感器，连接无菌注射器，松开止血钳，缓慢推出液体，重新连接传感器；如传感器破损或过湿，须更换

跨膜压（高）	
TMP	

• TMP too high
• Outside alarm limits
Cause/Remedy: select [?]
Acknowledge with [START/RESET] key

18

常见原因	解决方案
1 报警高限设置不当	1 重新设定报警高限
2 滤器凝血	2 更换滤器
3 血泵速率与超滤率之比过大	3 调高血泵速率或降低置换速率或降低超滤率
4 血浆置换速率过高或血泵速率过低	4 降低血浆置换速率或提高血泵速率
5 血浆分离器阻塞（血凝）	5 更换血浆分离器

过滤器前压力（低）	
Pre-filter pressure	

• Pre-filter pressure too low
Cause/Remedy: select [?]
Acknowledge with [START/RESET] key

21

常见原因	解决方案
1 滤器前压力传感器（白色）进水阻塞	1 不关闭血泵，用止血钳夹闭测压管，取下传感器，连接无菌注射器，松开止血钳，缓慢推出液体，重新连接传感器；如传感器破损或过湿，须更换
2 管路系统渗漏或滤器前管路打折、阻塞	2 确保管路系统连接紧密，无打折及扭曲。如有渗漏，及时更换
3 动脉壶内无液体	3 轻轻松动动脉壶上端小帽，壶内液位升至 2/3 处时旋紧小帽

过滤器前压力（高）

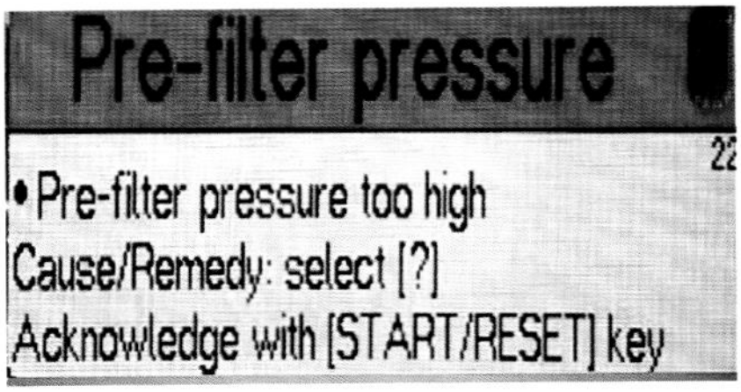

常见原因	解决方案
1 滤器阻塞（凝血） 2 滤器后管路回输系统阻塞或管路打折	1 冲洗或更换滤器 2 确保管路通畅，迅速解除阻塞因素

空气报警

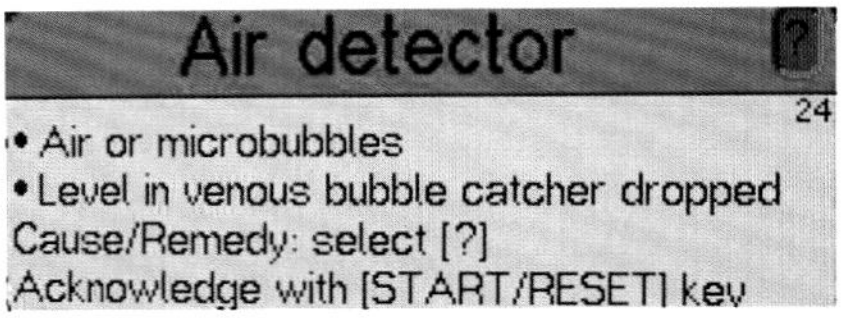

常见原因	解决方案
1 空气检测器检测到空气或静脉壶液位不足	1 选定▲按【OK】键提升静脉壶水位；或进入换袋程序，提高静脉壶水位
2 静脉壶滤网上附着小气泡	2 取出静脉壶，轻弹壶壁，去除小气泡
3 置换液袋已空，置换液管路系统中吸入空气	3 进入换袋程序，选择排除置换液管路系统气体
4 动脉管路系统液体渗漏；动脉管路打结	4 更换或调整动脉管路系统

光学检测器报警

```
Optical detector                              [?]
                                               23
The optical detector senses non-opaque or
opaque fluid
• Flap of optical detector closed?
• Avoid exposure of the optical detector to
  direct sunlight
Further causes/remedy: select [?]
Acknowledge with [START/RESET] key
```

常见原因	解决方案
1 静脉光学检测器感受到不透明液体通过	1 连接体外循环时，静脉回路段监测到血液，确定动静脉通路已连接，按【OK】键开始治疗
2 治疗中冲洗滤器时，液体通过或血液重新注入静脉回路段	2 按【START/RESET】键继续治疗
3 结束治疗回输时，液体通过静脉回路段	3 选择 Continue Reinfusion? 按【OK】键继续回输，或选择 Terminate Reinfusion? 按【OK】键结束回输
4 连接不紧密	4 管路在检测器内未拉直卡紧，需重新安装

漏血检测器报警

```
Blood leak detector                           [?]
                                               25
• Blood leak
Cause/Remedy: select [?]
Acknowledge with [START/RESET] key
```

常见原因	解决方案
1 滤器破膜漏血	1 立即停止，更换滤器/管路系统
2 溶血、高血脂所致的血浆混浊	2 如有必要，在严密观察下重新校正漏血检测器

（王　硕　王欣然　龚茜茜　王　双）

第二节　常见警告识别与处理

警告信息	常见原因	解决方案
平衡 （Balancing）	1 超滤或置换速率过高	1 提高血泵速率或者降低置换速率或降低超滤率，按【START/RESET】键忽略警告
	2 置换液、透析液已空和（或）滤出液已满	2 按【START/RESET】键进入换袋程序，更换置换液、透析液和（或）倾倒滤出液，按【OK】键结束换袋，继续治疗
	3 平衡关闭 **Switch balancing on**	3 待机重新治疗后，应及时打开平衡 **Switch balancing off**
	4 换袋后未回到治疗模式	4 及时回到治疗模式
	5 失衡	5 自检时要确定 4 个天平上无重量； 避免在非换袋程序下随意增减 4 个天平上的重量或触动管路； 避免滤出液倾倒后未关闭夹子； 确认置换液和透析液通路连接无误 （查到问题并解决，在换袋程序下查对 4 个天平有无重量误差）

警告信息	常见原因	解决方案
Ci-Ca 模块（Ci-Ca module）	1 钙溶液小壶传感器异常 2 钙溶液输完 3 钙溶液管路阻塞、打折	1 清洁钙溶液小壶传感器 2 确保钙溶液袋内有液体；进入治疗界面，选择更换钙溶液 3 查看钙溶液管路，确保通畅
	1 枸橼酸钠溶液小壶传感器异常 2 枸橼酸钠溶液输完 3 枸橼酸钠溶液管路阻塞、打折	1 清洁枸橼酸钠小壶传感器 2 确保枸橼酸钠袋内有液体；进入治疗界面，选择更换枸橼酸钠 3 查看枸橼酸钠溶液管路，确保通畅
血路系统（Blood line system）	1 动脉或滤器前压力传感器内有水、血块或纤维蛋白凝块阻塞 2 管路连接不紧密	1 检查导管，保证压力传感器通畅；必要时更换管路 2 检查管路各接口，保证连接无松动、导管通畅
天平错误（Scales）	1 天平 Ⅰ/Ⅱ 错误见于前/后稀释置换液连接错误；透析液/置换液连接错误 2 置换液天平（Substituate scales）、透析液天平（Dialysate scales）、滤过液天平 Ⅲ/Ⅳ（Filtrate scales）见于天平超载	1 按照图示放置，如 CVVHDF 模式下，透析液置于天平 Ⅰ，置换液置于天平 Ⅱ；HV-CVVH 模式下，前稀释置换液置于天平 Ⅰ，后稀释置换液置于天平 Ⅱ 2 纠正置换液或透析液天平的负载，不要超过最大载荷 12 kg；排空或者更换滤过液袋

警告信息	常见原因	解决方案
#泵 （# Pump）	血泵（Blood pump）、置换液泵（Substituate pump）、透析液泵（Dialysate pump）、滤过液泵（Filtrate pump）泵门打开	关闭泵门
无肝素注射器 （NO heparin injector）	1 使用肝素治疗 2 无肝素治疗	1 连接肝素注射器，设定肝素追加剂量，开启肝素泵 2 按【START/RESET】键忽略警告
更换注射器 （Syringe to be changed）	注射器液体输完	按【START/RESET】键进入注射器更换程序，更换注射器，按【OK】键继续治疗
更换血浆 （Plasma bag to be replaced in less than 5 minutes）	血浆袋将在 5 min 内更换	1 更换新的血浆袋 2 进入换袋模式，更新血浆设定总量（Plasma volume）

警告信息	常见原因	解决方案
加热器 （Heater-#-）	1 温度过低 2 温度过高 3 前稀释时，置换液连接至血泵前，致加温囊吸瘪 4 膜浆分离温度 >37℃	1 置换液或透析液温度低，达不到理想温度，可先将液体加热至室温 2 如果连续出现此报警，可先关闭加温，待管路冷却后重新开启加温，温度设置以 36~37℃为宜；如仍报警，联系维修人员 3 纠正管路连接位置至血泵后滤器前 4 血浆温度不要超过 37℃，以防止发生溶血，降低加热器温度
断电 （Power failure）	停电或电源连接断开	检查电力系统或重新连接电源；电池常规使用 15 min，采取相应措施，如果电力恢复，机器将自动运行
应急运转 （End of emergency operation）	应急操作只剩下 5 min	立即终止治疗，进入回输程序下机；一旦出现长时间断电或系统故障，使用手柄操作血泵回输时，需将静脉管路从静脉夹中取出，肉眼监测管路中是否存在气泡
提示 （Note）	各种信息提示	根据提示采取相应措施

警告信息	常见原因	解决方案
开袋存储寿命提示〔HF bag storage life（>12 h）〕	变换治疗模式，关闭置换液或透析液，天平上液体存储寿命提示	遵照药品说明书，药液开启后，在规定的存储时间后不得使用！

（王欣然　王　硕）

风险防范

第八章

第一节　常见并发症应急预案

一、血滤器膜反应的应急预案

（一）发生原因

血滤器膜反应与膜的生物相容性差有关，也可能与消毒剂、药物、补体等有关。另外，过敏体质可增大血滤器膜反应发生的概率。

（二）血滤器膜反应的分型

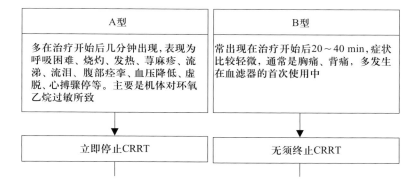

A型	B型
多在治疗开始后几分钟出现，表现为呼吸困难、烧灼、发热、荨麻疹、流涕、流泪、腹部痉挛、血压降低、虚脱、心搏骤停等。主要是机体对环氧乙烷过敏所致	常出现在治疗开始后20～40 min，症状比较轻微，通常是胸痛、背痛，多发生在血滤器的首次使用中
↓	↓
立即停止CRRT	无须终止CRRT

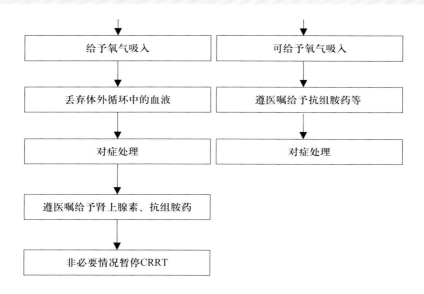

（三）预防措施

1. 选择生物相容性好的血滤器膜进行透析治疗。

2. 增加滤器预冲及超滤预冲剂量，采用闭路式超滤预冲。

3. 怀疑对环氧乙烷过敏的患者可换用蒸汽法消毒的血滤器。

二、空气栓塞的应急预案

（一）发生原因

1. 操作者违反操作程序。

2. 机械装置故障，如血滤管路及衔接破裂而导致漏气及空气探测器装置故障。

3. 预冲管路中有混杂的气体。

4. 人为解除空气监测报警装置。

（二）临床表现

患者突然出现呼吸困难、咳嗽及发绀等表现，严重者可出现昏迷甚至死亡。

（三）应对措施

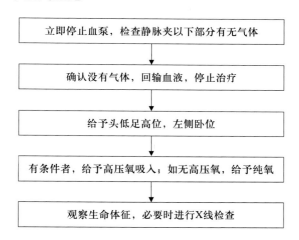

立即停止血泵，检查静脉夹以下部分有无气体

↓

确认没有气体，回输血液，停止治疗

↓

给予头低足高位，左侧卧位

↓

有条件者，给予高压氧吸入；如无高压氧，给予纯氧

↓

观察生命体征，必要时进行X线检查

（四）预防措施

1. 严格按照操作规范进行操作，以保证患者安全。

2. 安装管路时严格检查管路的完整性及密闭性。

3. 预冲管路及血滤器时必须彻底，不能留有空气。

4. 必须使用全程生理盐水回血，杜绝空气回血。

5. 加强对CRRT机的检查、维护，不得私自解除空气报警监测系统。

三、低血压的应急预案

（一）常见原因及相关因素

ICU有较完善的液体管理系统做保障，低血压情况出现相对较少。但是由于下列诸因素，仍不能忽视该症状的发生。

1. 使用低钙、低盐或醋酸盐置换液或透析液。

2. 心功能不全或心包积液。

3. 严重的自主神经病变。

4. CRRT 前或同时使用抗高血压药、血管活性药。

（二）临床表现

1. 收缩压较前下降 30 mmHg 和（或）收缩压低于 90 mmHg。

2. 伴随症状，如头晕、心悸、出汗、恶心、呕吐。

3. 严重者可出现反应迟钝、意识模糊或昏迷等表现。

（三）处理原则

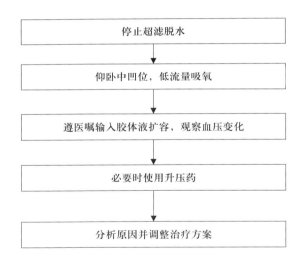

（四）预防措施

1. 根据病情调整治疗模式。

2. 根据电解质代谢情况调整置换液或透析液配方。

3. 及时观察血压变化，超滤量循序渐进。

4. 治疗前暂停使用抗高血压药。

四、滤器和（或）管路凝血的应急预案

（一）发生原因

1. ICU 危重症患者的凝血情况和普通肾病患者不完全一样，所以对于抗凝方案的使用应极其慎重，但对单个病例仍需要有摸索的过程，所以滤器和管路凝血依旧是危重症患者运行 CRRT 的一个大问题。

2. 血流速度慢。

3. 治疗过程中反复出现血管通路血流量不足。

4. 抗凝血药（肝素或低分子量肝素）使用剂量不足或进行无肝素治疗。

（二）凝血前表现

1. 血滤器内血液颜色变暗。

2. CRRT 机显示静脉压和（或）跨膜压升高。

（三）应急预案

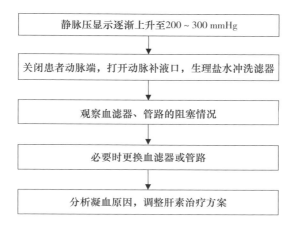

静脉压显示逐渐上升至200～300 mmHg

↓

关闭患者动脉端，打开动脉补液口，生理盐水冲洗滤器

↓

观察血滤器、管路的阻塞情况

↓

必要时更换血滤器或管路

↓

分析凝血原因，调整肝素治疗方案

（四）预防措施

1. 在可能的情况下适当增加血流速度。

2. 分析体外循环通路凝血不畅的原因，予以纠正。

3. 调整抗凝血药的剂量。

4. 加强治疗过程监测，尤其是无肝素治疗时，早期发现凝血征象并及时处理。

5. 进行无肝素治疗时，除在治疗前用肝素盐水预冲管路外，可酌情用生理盐水 100~300 ml 冲洗循环管路，冲洗时关闭平衡数据。

五、透析失衡综合征的应急预案

透析失衡综合征是治疗过程中或治疗结束后不久出现的以神经系统症状为主要表现的综合征。

（一）危险因素

1. 新实施治疗的患者，特别是血尿素氮水平明显增高的患者。

2. 严重代谢性酸中毒患者。

3. 有精神疾患者。

4. 合并中枢神经系统疾病患者。

（二）临床表现

1. 轻症　头痛、头晕、恶心、定向力异常、烦躁、视物模糊、共济失调及肌肉痉挛。

2. 重症　意识模糊、癫痫样大发作、昏迷，甚至突然死亡。

（三）应对措施

轻症对症治疗，几个小时后可缓解。

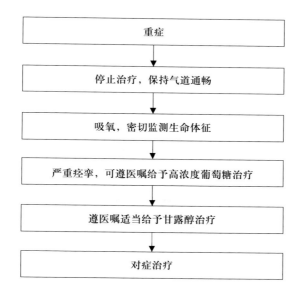

（四）预防措施

1. 对于初次治疗的患者，应采取低血流量、逐渐延长治疗时间的方法，使毒素水平缓慢下降，保持内环境平衡（稳态）。

2. 首次治疗过程中血尿素氮下降不超过 30%。

3. 必要时，可酌情提高钠离子浓度，增加血液渗透压。

六、血滤器破膜的应急预案

（一）发生原因

1. 短时间内超滤量过大，或血滤器内凝血等因素使跨膜压过高（>400 mmHg）。

2. 血管通路有狭窄或血栓形成，导致静脉回路受阻，对滤过膜产生压力损害。

（二）临床表现

CRRT 机提示漏血（blood leak）报警，滤出液颜色变红。

（三）应对措施

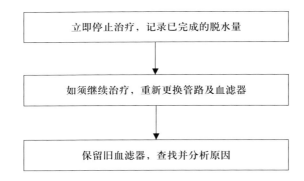

（四）预防措施

1. 超滤率不要过高，跨膜压不要超过 400 mmHg。

2. 选用经国家市场监督管理总局（原国家食品药品监督管理局）批准的血滤器进行治疗。

3. 及时、合理地调整抗凝血药方案，减少血滤器凝血的危险。

七、溶血的应急预案

（一）发生原因

1. 透析液温度过高。

2. 透析液被污染。

3. 泵管直径与血泵设定直径不符，血泵转动时血中红细胞受到机械性破坏。

4. 低磷血症，当血磷 <0.05 mmol/L 时，红细胞脆性增加。

5. 异型输血。

（二）临床表现

1. 血路内血液呈淡红色，滤出液呈葡萄酒色。

2. 患者表现为胸闷、气短、背痛、低血压，严重者昏迷。

3. 化验指标血红蛋白急剧下降，可以出现高钾血症。

（三）应对措施

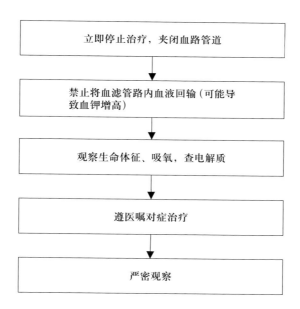

立即停止治疗，夹闭血路管道

↓

禁止将血滤管路内血液回输（可能导致血钾增高）

↓

观察生命体征、吸氧，查电解质

↓

遵医嘱对症治疗

↓

严密观察

（四）预防措施

1. 适当降低透析液温度。

2. 透析液配置严格执行无菌操作，尽量使用成品置换液或透析液。

3. 避免人为挤压管路。

4. 及时监测电解质。

5. 严格查对所选耗材与机器设定参数的一致性。

（王欣然　王　硕）

第二节　常用记录文书

一、血液净化知情同意书

二、中心静脉置管知情同意书

三、连续性肾脏替代治疗（CRRT）医嘱单

四、连续性肾脏替代治疗（CRRT）护理记录单

一、血液净化知情同意书

科室	姓名	性别	年龄	床号	病案号

目前诊断：

治疗项目名称：连续性床旁静脉－静脉血液透析滤过／血浆置换

目的：清除毒素及炎性介质，脱水，减轻容量负荷，纠正酸碱失衡和电解质代谢紊乱

可能出现的并发症及风险：

1 需要深静脉穿刺插入大口径导管，该过程可能出现麻醉药过敏、操作部位血管损伤、出血、血管内血栓形成、肺栓塞、急性脑梗死、动脉夹层等；颈内静脉、锁骨下静脉穿刺可能导致气胸及血气胸；局部或全身感染，败血症或菌血症；

2 首次使用综合征（恶心、呕吐、血压下降）；

3 透析失衡综合征；

4 心脏和脑血管意外；

5 出血、感染、发热；

6 血压剧烈波动、过高或过低；

7 电解质代谢紊乱；

8 管路凝血、失血和滤器废弃，尤其是无肝素透析患者；

9 患者不能耐受，透析被迫中止；

10 由于病情危重，部分患者疗效不好；

11 费用昂贵：一次性血滤器、管路等 1500~2000 元／次，需自费50%，透析费用另行计算（此项指 CRRT、血浆置换时）；

12 可能感染血液传播疾病，如肝炎、艾滋病等；

13 其他意外。

执行此操作的医务人员将认真做好准备，仔细操作和观察，最大限度地避免上述情况的发生。一旦发生上述风险和意外，医生会采取积极救治措施。在出现可能危及患者生命的并发症时，可能来不及征得患者和家属意见，采取抢救生命的紧急措施，希望得到患者及家属的理解。

续表

替代治疗方案： 对症药物治疗	
医师签名：	**日期：**

患者知情选择：
医生已告知我将要进行的特殊治疗方式、此类治疗可能发生的并发症和风险、可能的其他检查和治疗方案，并且向我解答了关于此类特殊检查 / 治疗的相关问题。

患者 　　　　　□同意　　　□不同意进行此项检查和治疗。
患者签名：

患者家属　　　□同意　　　□不同意进行此项检查和治疗。
患者家属或被委托人签字：　　　　　　与患者关系：

签名日期：

二、中心静脉置管知情同意书

科室	姓名	性别	年龄	床号	病案号

目前诊断：

治疗项目名称：颈内静脉置管术 / 股静脉置管术 / 锁骨下静脉置管术

目的：补液 监测 营养支持治疗 血液净化治疗

可能出现的并发症及风险：

本项操作经多年实践，已被广泛应用于临床，但因患者健康情况、个体差异及某些不可预见的因素，在接受本操作时可能出现下列并发症及风险：

1 出血（穿刺部位、皮下血肿、血气胸、失血性休克）；

2 突发恶性心律失常、心力衰竭、心搏骤停及脑血管意外；

3 感染（穿刺局部软组织炎、菌血症、败血症等）；

4 长期留置后造成静脉狭窄或闭塞以及血栓形成；

5 血栓形成、管腔阻塞，可能会随时拔除导管；

6 穿刺侧肢体静脉回流障碍、水肿；

7 麻醉意外；

8 气胸；

9 穿刺不成功或重复穿刺；

10 费用昂贵：医保及公费患者需自费 50%；

11 其他。

执行此操作的医务人员将认真做好准备，仔细操作和观察，最大限度地避免上述情况的发生。一旦发生上述风险和意外，医生会采取积极救治措施。在出现可能危及患者生命的并发症时，可能来不及征得患者和家属意见，采取抢救生命的紧急措施，希望得到患者及家属的理解。

续表

替代医疗方案: 外周输液	
医师签名:	**日期:**

患者知情选择:

医生已告知我将要进行的特殊治疗方式、此类治疗可能发生的并发症和风险、可能的其他检查和治疗方案,并且向我解答了关于此类特殊检查 / 治疗的相关问题。

患者 □同意 □不同意进行此项检查和治疗。

患者签名:

患者家属 □同意 □不同意进行此项检查和治疗。

患者家属或被委托人签字: 与患者关系:

签名日期:

三、连续性肾脏替代治疗（CRRT）医嘱单

姓名____ 年龄____ 性别____ 床号____ 病案号_____ ____年__月__日

一、血液净化类型（Modality）

□ SCUF　　　　□ CVVH–Pre　　　　□ CVVH–Post　　　　□ CVVHD

□ CVVHDF　　□ PE　其他_____变更时间_____模式____

二、血管通路（Vascular access）

□颈内静脉　　　□股静脉　　　□锁骨下静脉　　　其他_____

三、置换液处方（Replacement fluids）

基础液 4000 ml + 5% 碳酸氢钠_____ml + 15% 氯化钾____ml

变更_____医生签字_____时间____

四、透析液处方（Dialysis fluids）

基础液 4000 ml + 5% 碳酸氢钠_____ml + 15% 氯化钾____ml

变更_____医生签字_____时间____

五、参数设置（Parameters）

治疗温度_____℃　　目标超滤_____ml　　预期治疗时间____h

血流量_____ml/min　置换液流速_____ml/h　透析液流速_____ml/h

分浆量_____ml/min（PE）　血浆目标置换量_____ml

六、抗凝方式（Anticoagulation）

□绝对无肝素

□相对无肝素：肝素____ml + 生理盐水 2000 ml 预冲

□标准肝素：生理盐水 50 ml + 肝素钠 2 ml（100 mg）_____ml/h

□低分子量肝素：药名_____剂量_____用法_____

□枸橼酸抗凝：体内钙离子维持范围_____，

　　　　　　　体外钙离子维持范围_____。

医嘱备注：

_____

_____

　　　　　　　　　　　　　　　　　医生签字_____

四、连续性肾脏替代治疗（CRRT）护理记录单

姓名　　　　科别　　　　床号　　　　病案号

日期	时间	处方						液体出入量（ml）			压力监测（mmHg）			血压	签字	备注
		血流速度（ml/min）	置换（ml/h）	透析（ml/h）	脱水（ml/h）	抗凝（ml/h）	变更签字	置换液	透析液	脱水	动脉端	静脉端	跨膜压			

第　　页

连续性肾脏替代治疗（CRRT）护理记录单填写说明

一、栏目填写

1. 眉栏项　要求用蓝黑色签字笔书写，字迹清晰，易辨认。病案号以病历首页为参照。

2. 处方项　逐项按 CRRT 医嘱单填写，如无变更，每小时抄记；如果变更，则在该时间变更数据，并请医生签字。

3. 液体出入量项　每小时按照机器提示的平衡数据登记（该项目登记为累计数据，而不是单次数据）。

4. 压力监测项　每小时监测各项压力值，如波动较大，及时处理并严密观察。

5. 血压项　每小时登记血压情况。如血压有异常波动，及时通知医生。

6. 签字项　责任护士每小时登记，评估后签字。

7. 备注项　上、下机时的说明。如使用生理盐水预冲及回血，注明剂量。另外，特殊用药可备注说明。

二、备注

1. 每 24 h 总结一次液体出入量，如不足 24 h，则在治疗结束或更换管路等需将平衡数据清零时，在该时间段数据的上、下各划一条单横线，并对应记录出入量各项数据。

2. 每次治疗结束，将当日脱水量记录于体温记录单相应格内。

3. 治疗结束后再行 CRRT 则应换页，页数累加。过程中更换管路则无须换页。

4. 同期在特护记录单上有开始与结束的记录。

（陈　宏　王欣然　王　硕）

第九章

护理实践应知应会

1. 普通深静脉置管可以做 CRRT 吗?

答：普通的中心静脉导管管腔的内径和流量相对较小，对于危重症患者的 CRRT 治疗很难达到效果；而血液净化专用的中心静脉导管管腔内径和流量较大，能承受 400 ml/min 的高流速。另外，如中心静脉导管管腔较小，也更容易发生管路内血栓形成。

2. 中心静脉置管部位如何选择?

答：右侧颈内静脉、股静脉、左侧颈内静脉、优势肢体侧锁骨下静脉。

3. 中心静脉导管需要定时更换吗?

答：原则上不推荐常规更换血液净化用中心静脉导管。血管通路的建立和维护必须按照操作规程并严格执行无菌操作。当怀疑导管相关感染而必须拔除导管时，对导管尖端及皮下段进行定量或半定量法培养，多腔导管需对每个导管腔进行培养。当血管内导管不再为医疗所必需时，应立即将其拔除，恢复人体正常的生理屏障。

4. 透析管路预冲后应在多长时间内使用?

答：根据医院感染科规定，一次性耗材在打开包装并注入

液体后，液体的有效时间是 4 h，所以透析管路预冲后必须 4 h
内使用，否则要重新预冲。

5. 何谓超滤率?

答：超滤率是指置换液速度加上脱水速度，也就是每小时
自体外循环流出的总流量，而并非每小时脱水量。

6. 置换液配制的要求有哪些?

答：置换液的配制应遵循以下原则：①无致热原；②电解
质浓度应保持在生理水平，为纠正患者原有的电解质代谢紊
乱，可根据治疗目标进行个体化调节；③缓冲系统可采用碳酸
氢盐、乳酸盐或柠檬酸盐；④置换液或透析液的渗透压要保持
在生理范围内，一般不采用低渗或高渗配方。

7. 如何选择置换液配方?

答：①碳酸氢盐配方：直接提供 HCO_3^-，但 HCO_3^- 易分解，
故需临时配制。重症患者常伴肝功能不全或组织缺氧而存在
高乳酸血症（>5 mmol/L），宜选用碳酸氢盐配方。②乳酸盐配
方：经肝代谢产生 HCO_3^-，间接补充 RRT 过程丢失的 HCO_3^-，
乳酸盐配方仅适用于肝功能正常的患者。③柠檬酸盐溶液：经
肝代谢产生 HCO_3^-，间接补充 RRT 过程中丢失的 HCO_3^-，可作
为置换液用于高出血风险患者的 RRT 治疗。重症患者 RRT 的
置换液建议首选碳酸氢盐配方。

8. CRRT 全程凝血状态监测的目的是什么?

答：CRRT 前凝血状态的监测主要是为了评估患者基础
凝血状态，指导 CRRT 过程中抗凝剂的种类和进行剂量选择；
CRRT 结束后凝血状态的监测主要是了解患者治疗结束后体内
凝血状态是否恢复正常以及是否具有出血倾向；CRRT 过程中
凝血状态的监测主要是为了评估患者体外循环是否达到充分抗

凝、患者体内凝血状态受到抗凝剂影响的程度以及是否易于出血，因此，不仅要监测体外循环管路中的凝血状态，而且还要监测患者全身的凝血状态。

9. 抗凝剂使用过程中应注意观察什么？

答：抗凝剂的使用应根据患者的凝血指标和临床症状而定。在治疗期间，除了观察血滤器及管路内凝血外，还要注意观察患者的各个管路、各穿刺点、气道、胃管内、口腔及鼻腔等黏膜薄弱处是否有渗血。另外，定期检查凝血功能也极为重要。

10. 抗凝方案应如何选择？

答：无出血风险的重症患者行 CRRT 时，可采用全身抗凝；对高出血风险的患者，如存在活动性出血、血小板计数 $<60 \times 10^9$/L、国际标准化比值（INR）>2、APTT>60 s 或 24 h 内曾发生出血者在接受 RRT 治疗时，应首先考虑局部抗凝。如无相关技术和条件时，可采取无抗凝剂方法。

11. 血液净化治疗过程中体外循环凝血的原因有哪些？

答：血液净化治疗过程中体外循环凝血的原因有：①不用抗凝剂或抗凝剂用量不足；②血流速度过慢；③外周血血红蛋白过高；④超滤率过高；⑤透析中输血、血制品或脂肪乳剂；⑥透析通路再循环过大；⑦使用了管路中补液壶（引起血液暴露于空气、壶内产生血液泡沫或血液发生湍流）。

12. 血液滤过和血液透析的原理是什么？

答：血液滤过通过对流作用及跨膜压清除溶液及部分溶质，即通过滤膜两侧压力差，使物质随水的跨膜移动而移动。血液滤过主要清除中分子物质（分子量为 500~30 000 Da），如炎性介质等；血液透析则是通过弥散作用清除溶质，由于半透膜两侧的溶液浓度差，使溶质从浓度高的一侧跨膜移动到浓度低的一侧，逐渐达到膜的两侧溶质浓度相等。血液透析主要清除小分子物质（分子量 <500 Da），如尿素、尿酸、肌酐等。

13. 如何选择血液滤过或者血液透析模式？

答：血液滤过是通过对流的方式达到净化血液的目的，净化效率高，可清除中分子物质，比较适用于重症急性肾衰竭、心肌病变导致的急性肺水肿、肝性脑病、中毒及药物过量和急性呼吸窘迫综合征（ARDS）。血液透析主要是通过弥散作用来清除水和溶质，对于小分子物质清除效果比较好。而 ICU 则较常使用 CVVHDF 模式，也就是连续性血液滤过加透析，该模式使弥散和对流结合，因此不仅使小分子物质清除率增加，也能改善中分子物质的清除。

14. 急性肾衰竭患者进行肾脏替代治疗的时机和指征是什么？

答：关于肾脏替代治疗的适应证和最佳时机，目前还缺乏循证医学证据和统一的标准。一般认为早期肾脏替代治疗较晚期好，特别是在出现并发症之前治疗效果更好。目前肾脏替代治疗的指征有：①少尿（尿量 <200 ml/12 h）；②无尿（尿量 <50 ml/12 h）；③高钾血症（血钾 >6.5 mmol/L）；④严重酸中毒（pH<7.0）；⑤高钠血症（血钠 >155 mmol/L）或低钠血症（血钠 <120 mmol/L）；⑥血尿素氮 >30 mmol/L；⑦尿毒症性脑病、心包炎；⑧水负荷过重。

15. 前稀释和后稀释有什么区别？

答：置换液输注方式有前稀释法（置换液和动脉端血液混合后再进入滤器）和后稀释法（置换液和经滤器净化过的血液混合后回流到体内）两种。后稀释法节省置换液用量，清除效率高，但容易凝血，因此超滤速度不能超过血流速度的 30%。

前稀释法具有使用肝素量小、不易凝血、滤器使用时间长等优点；不足之处是进入血滤器的血液已被置换液稀释，清除效率降低，适用于高凝状态或血细胞比容 >35% 者。

16. 为了增加毒素和炎症介质的清除，超滤率设置多少适宜？是不是越多越好？

答：目前认为，每小时 35 ml/kg 的超滤率比 20 ml/kg 可明显提高 ICU 急性肾衰竭危重患者的生存率（41%：57%），但进一步增加超滤率（每小时 45 ml/kg）并无益处（生存率为 58%）。因此，每小时 35 ml/kg 的超滤率可能是治疗危重患者的感染治疗剂量。

17. CRRT 的相对禁忌证有哪些？

答：CRRT 无绝对禁忌证，但下列情况应慎用：①颅内出血或颅内压升高；②药物难以纠正的严重休克；③严重心肌病变并伴有难治性心力衰竭；④活动性出血及严重凝血功能障碍；⑤无法建立合适的血管通路。

18. 如何进行 ICU 患者 CRRT 时的液体管理？

答：达到液体管理三级水平，也就是调节每小时液体的净平衡（入量包括肠内及肠外营养、输血、口服水剂药物、置换量等；出量包括排尿及排便、引流量、出血、渗血及滤出液等）。达到要求的血流动力学指标，如中心静脉压、肺动脉楔压、平均动脉压，来调整液体出入量，以使患者达到更符合生理要求的更佳容量状态。此级水平液体管理更有科学依据，也更安全。

19. CRRT 治疗时每日应给予蛋白质的量是多少？

答：对流较弥散方法废液中丢失蛋白质多。有研究显示，每升超滤液中氨基酸丢失量为 0.2 g，10~15 g/d；10%~17% 中心静脉输注蛋白质丢失，应考虑补充。建议每日给予蛋白质1.5~2 g/kg，以促进正氮平衡，有实验甚至建议每日应补充蛋白质 2.5 g/kg。

20. CRRT 过治疗时每日葡萄糖丢失量是多少？

答：葡萄糖能较容易透过滤器膜。有研究显示，CRRT 时葡萄糖丢失量为 40~80 g/d。

21. CRRT 过程中如何保证电解质代谢和酸碱平衡稳定？

答：有关酸碱平衡，除了定时监测、及时调整外，建议用另一通路输入碳酸氢钠溶液，可依据血气指标来调节碳酸氢钠溶液输注速度，使用输液泵控制以求精准。不建议向置换液内注入过多的碳酸氢钠注射液，以免与置换液中的钙离子形成结晶。部分电解质，如钠、钾、钙、镁和磷均可经 CRRT 滤过。如果应用枸橼酸抗凝，应严密监测钙离子水平。一般来说，补充电解质是通过改变置换液电解质浓度来实现的。

22. 如何减少 ICU 患者出现 CRRT 的并发症？

答：由于 CRRT 治疗对象为危重患者，血流动力学常不稳定，且治疗时间长，故一些并发症的发病率较高，且程度较重，处理更为困难。在 CRRT 治疗过程中，要定期检查各项指标，包括凝血、血常规、生化、血气分析、电解质等；在运行中，严密观察生命体征变化，严密监测机器提示各数据及报警，如发现异常，及时处理。另外，护士按照 CRRT 常规执行操作也是减少并发症的关键之一。

23. 深静脉管路凝血可以溶栓吗？

答：导管内血栓形成与多种因素相关，如在常规操作中有溶栓成功经验者，可酌情考虑溶栓。对于无溶栓经验者，建议不采用此法，危险系数相对较高。

24. 可否通过调节置换液温度为高热患者降温？

答：可以。每个 CRRT 机器都有温度设定范围，高热患者仅仅靠普通的物理或药物降温很难达到效果，降温措施一结束，马上就会恢复高体温状态。此类患者可以考虑使用 CRRT 机器的置换液温度调节来降低患者的血液温度，但建议温度应逐渐降低，防止患者出现血管收缩而导致血流量下降。

25. 什么时候终止 CRRT 治疗？

答：当患者炎症反应改善，血流动力学趋于稳定，对机械通气的需求及对肠外营养支持的需求降低，肾脏功能已恢复或部分恢复，机体能自我调节容量平衡时，应停止继续 CRRT 治疗。

26. 血清肌酐及尿素氮能直接反映肾脏功能吗？

答：血清肌酐及尿素氮受机体分解代谢率及体内液体量影响变化很大，而且血清肌酐还受年龄、种族和患者肌肉所占比例影响而有所不同。因此，血清肌酐及尿素氮不能直接反映肾脏功能。

27. 是否可以使用利尿药来促进肾功能恢复、减少 CRRT 的时间或延长 RRT 间隔？

答：研究表明，使用利尿药可以增加患者的尿量，但是不能促进肾功能恢复，也不能减少 CRRT 的时间或延长 RRT 间隔。

28. RRT 和 CRRT 推荐选用的抗凝剂是否相同？

答：RRT 推荐选用的抗凝剂为肝素或低分子量肝素，而 CRRT 推荐选用柠檬酸盐抗凝，若患者有柠檬酸盐使用禁忌，应选用肝素或低分子量肝素，而不推荐使用其他类型抗凝剂。

29. 当患者出现肝素诱导的低血小板血症时，应如何处理？

答：当患者出现肝素诱导的低血小板血症时，应停止继续使用肝素，而改用凝血酶抑制剂（如阿加曲班）或凝血因子Ⅹa抑制剂（如磺达肝癸钠），而不应使用其他抗凝剂或无抗凝。

30. 是否应使用抗生素锁来预防导管相关性血流感染？

答：不推荐使用抗生素锁来预防导管相关性血流感染。因为预防性使用抗生素锁可能增加真菌感染发生率，增加抗生素耐药性和药物中毒。

31. 枸橼酸抗凝的机制是什么？

答：钙离子是凝血因子Ⅳ，参与内、外源性凝血途径的各个环节。枸橼酸可以与钙离子螯合，降低局部钙离子浓度，起到抗凝的作用。

32. 采用枸橼酸抗凝剂行CRRT治疗时，如何设置起始枸橼酸和葡萄糖酸钙剂量？

答：一般使用4%的枸橼酸，起始速度是血流速度的2%~2.5%，即枸橼酸速度（ml/h）=（1.2~1.5）× 血流速度（ml/min）。例如：血流速度为150 ml/min时，枸橼酸起始剂量为180~225 ml/h。10%葡萄糖酸钙的起始速度为枸橼酸速度的6.1%，本例中葡萄糖酸钙的起始速度为11~14 ml/h。

33. 采用枸橼酸抗凝剂行CRRT时，如何监测抗凝指标？

答：枸橼酸抗凝需要监测动脉和滤器后血液钙离子浓度，动脉离子钙目标是1.0~1.2 mmol/L，滤器后离子钙目标是0.2~0.4 mmol/L。建议CRRT开始后1 h进行监测及调整，之后每2 h监测1次。当钙离子浓度稳定后，可每4~6 h监测1次。

34. 如何根据动脉及滤器后钙离子浓度对枸橼酸及葡萄糖酸钙进行调整？

答：可按下表对枸橼酸及葡萄糖酸钙进行调整。

滤器后静脉标本离子钙	4% 枸橼酸速度调整
<0.20 mmol/L	降低 5 ml/h
0.20~0.40 mmol/L	不变
0.41~0.50 mmol/L	增加 5 ml/h
>0.50 mmol/L	增加 10 ml/h

动脉标本离子钙	10% 葡萄糖酸钙速度调整
>1.45 mmol/L	降低 6 ml/h
1.21~1.45 mmol/L	降低 3 ml/h
1.01~1.20 mmol/L	不变
0.90~1.00 mmol/L	增加 3 ml/h
<0.90 mmol/L	推注 3 ml/kg 后增加 6 ml/h

35. 什么时候需考虑枸橼酸中毒？

答：当总钙浓度 / 离子钙浓度 >2.5 时，需考虑枸橼酸中毒。

36. 血浆置换可选择的置换液及其特点是什么？

答：（1）人血白蛋白溶液：一般选用 4%~5% 人血白蛋白溶液，其不会导致感染，较少产生过敏反应。但人血白蛋白溶液价格昂贵，可能导致凝血因子和免疫球蛋白缺乏。人血白蛋白溶液特别适用于高脂血症患者，因其完全不含胆固醇成分。

（2）新鲜血浆：电解质成分正常，含有补体、免疫球蛋白、凝血因子及其他生物活性成分，是最符合生理情况的置换液。但新鲜血浆可能导致感染和过敏反应，需要配型才能使用。

（3）右旋糖酐、明胶及羟乙基淀粉等人工胶体：该类置换液价格低廉，容易获得，但其在体内半衰期短，使用总量不能超过总血浆量的 20%，适用于高黏血症患者。

37. 血浆置换时，患者血浆容量如何计算？

答：患者血浆容量可采用以下公式进行计算：

血浆容量（L）= 0.07 × 体重（kg）×（1− 血细胞比容）

38. 血浆置换的不良反应有哪些？

答：血浆置换的不良反应有：①过敏和变态反应；②低血压；③细菌感染；④病毒感染；⑤出血倾向；⑥对血药浓度影响较大。

39. 血浆置换的剂量是多少？

答：单次血浆置换剂量以患者血浆容量的 1~1.5 倍为宜，不建议超过 2 倍。

40. 血浆置换的频度是什么？

答：血浆置换频度取决于原发病、病情的严重程度、治疗效果，还取决于所清除致病因子的分子量、半衰期、体内分布及血浆中的浓度，应个体化制订治疗方案。一般血浆置换频度是每日或间隔一两天，一般 5~7 次为 1 个疗程，或直到致病抗体转阴。

41. 血滤机移动时推行的要求是什么？

答：推行血滤机时，双手要握在机器侧面的金属手柄上，不要按压两个天平。推行的时候大轮在前，转弯的时候转直角弯，只可以在平坦的路面上推行。在较为颠簸的路面推行时，由于震动会使两个天平损坏，可以把两个天平的称体拆卸下来。如必须经过较为颠簸的路面，需要借助其他转运工具。

42. 上、下机拆卸管路时，管路为何卡在泵轴中？

答：可能的原因：安装时泵管未压到底部；拆卸时未按照泵轮方向顺时针拆卸，或者牵拉泵管速度过快。补救方法：采取点压【START/RESET】键的方式缓慢移出卡顿的管路，切忌粗暴操作，以免造成泵轴断裂。

43. 同时连接两袋置换液时可否使用不同内径的针头？

答：不可以使用不同内径的针头。因为针头内径不同，会造成单位时间内液体流量不同，两袋置换液输注完毕所需的时间不同，易导致空气进入静脉壶，造成空气报警。

44. 要求采用前稀释的治疗模式，为什么预冲时需要接在后稀释的位置？

答：如果连接在前稀释，也就是滤器前的位置，在预冲排气时动脉壶无法充盈。所以在预冲连接管路时先连接在后稀释的位置（滤器后静脉壶处），治疗开始前再改到前稀释的位置（动脉壶前、血泵后接口）。

45. 采用前稀释模式，置换液能连接在血泵前吗？

答：前稀释模式时的置换液应连接在动脉壶前、血泵后接口处。如连接在血泵前，血泵转动速度和置换液速度不一致，导致加温囊被吸瘪及温度报警或治疗数据不准确。

46. 预冲时为什么静脉壶内液面持续下降不能提升？

答：未连接液体时，S 管 2 个置换液入口应该夹闭夹子，以防止与大气相通，造成预冲时空气持续进入静脉壶。还有一种可能性是静脉传感器保护帽进水，或有水滴、水雾等，处理方法是在停止状态下先夹闭静脉传感器管路，取下静脉传感器，使用注射器轻推传感器头端，将液体推至静脉壶。

47. 预冲时为什么滤器下方漏液？

答：安装滤器时，对于不用的接口，其保护帽一定要更换为滤器包装中配备的密封帽。如有漏液，应检查密封帽是否更换并连接紧密；还需检查滤器有无质量问题。

48. 预冲完成后，加温囊为什么未充满？

答：加温囊必须沿置换液的流入方向安装入加温器，即自下而上安装，这样才能充分排出气体，使加温囊充盈。如果安装反了，会导致加温囊无法排气而不能充满。

49. 超滤预冲已完成，为何滤器膜外仍有气体？

答：超滤预冲时，滤器滤出液接口必须在上端，才能充分排出气体。当选择 CVVHDF 或 CVVHD 治疗模式时，由于滤器滤出液接口在下端（接近动脉端），因此膜内预冲结束后，需将滤器翻转，将滤出液接口放置在上端。如未翻转滤器，会导致膜外无法排气。

50. 为什么超滤预冲时会出现静脉压报警？

答：超滤预冲时出现静脉压报警与循环管路不通畅有关，应检查静脉端的夹子或三通是否处于开放状态。

51. 超滤预冲已经完毕，但是患者的血管条件没有预先准备好，怎么办？

答：超滤预冲前一定要建立动静脉回路。超滤预冲结束后，机器将进入循环模式，可以等待患者置管成功后再连接，但需注意超滤预冲量的设置要保证预冲液袋内有剩余液体。如果已经按【STOP】键，但是患者尚未准备好，只需按【START/RESET】键，使血泵重新运转，继续循环等待。

52. 为什么治疗开始后静脉压高报警，传感器内迅速进入血液?

答：这种情况是由于静脉管路不通畅，如夹子未打开、管路打折等。

53. 滤器与管路连接处为什么有漏血？

答：滤器与管路连接处漏血的原因是管路与滤器连接时，丝扣没有正常对位，连接端口不密闭。可以先停止血泵，将滤器横置于水平位，夹闭滤器两端管路，重新连接至紧密状态。

54. 动脉压持续低压报警可否动静脉反接？

答：动脉压低压报警与导管、血流量等因素有关，应该积极查找并纠正报警因素，不建议将动静脉反接，因为此举可增加导管处血液再循环，使毒素清除水平大大降低，无法达到治疗效果。

55. 为什么设置血流速度和超滤率数据的时候有限制提示？

答：当调整血流速度、置换液流速及超滤流速时，在Blood flow 血流速度数值左边会显示超滤率/血流率（UFR/BFR）比值，机器设定的此比值的上限为 20%，如超过 20%，数值的颜色由正常的白色变为红色，并出现平衡报警，提示血液可能发生浓缩，增加凝血概率。如果无须考虑凝血因素，可按【START/RESET】键忽略警告，但是建议 UFR/BFR 比值不可超过 30%。

56. 为什么上机后跨膜压显示为负值？

答：这种情况见于滤器前压力传感器或滤出液传感器没有连接或有液体进入造成传感器阻塞及滤出液管路的夹子没有打开。

57. 机器正常运转后为何频繁出现平衡报警？

答：可能存在外在因素干扰天平的平衡系统。应注意在非换袋程序下不要触碰 4 个天平；不要随意增减天平上的液体及触碰管路；防止窗帘、隔离帘、导联线碰触天平；保证废液袋放置稳妥，排放废液后必须关闭排液开关，方可结束换袋程序。

58. 没有外在因素干扰天平，为何还频繁出现平衡报警？

答：通常是由于天平重量的异常变化导致平衡数据出现报警，在选择 Pre-Post CVVH 前、后置换液速率不同或 CVVHDF 透析液与置换液速率不同时，如果天平 I 和 II 的液体放置有误或连接错误，就会导致天平数据错误。此问题一旦出现，必须及时核查管路的连接，在换袋程序下重新调整两个天平的液体，调整好后再开始治疗。

59. 治疗模式中为什么会出现无法纠正的平衡报警？

答：天平重量增加或减少未被及时处理，实际平衡数据与应有平衡数据误差 >500 ml，在换袋程序下也无法纠正平衡的错误，频繁出现平衡报警，血泵无法正常运行，只能结束治疗，回输血液。造成此问题的常见原因是安装管路前天平上有负重未被发现，机器会默认这一重量，在治疗过程中该负重被移除，未被及时发现；或者倾倒废液后未关闭开关，重量持续丢失。

60. 为什么动脉壶液面越来越低？

答：当机器提示有动脉压低的报警时，血泵会将动脉压力检测器管路内的空气回抽至动脉壶，导致动脉壶液面越来越低。此时在动脉测压导管前端的给液口输入极少量生理盐水，以减少管路内的空气，同时将动脉壶上的夹子打开，通大气，液面就会迅速上升，至适宜高度时迅速关闭夹子即可。

61. 运行过程中是否可以从 AVF 套管中抽血留取标本？

答：原则上不从 AVF 套管上采血，以避免结果不准确。确实需从 AVF 套管上采血时，应将置换液关闭或降至 600 ml/h，超滤停止，停血泵 10 s 或将血流速度降至 50 ml/min，运行 30 s 后，严格无菌操作，由血泵前动脉采样口采血。采血后调回原参数。

62. 进行中的治疗模式可以更改吗？

答：原则上尽量不在治疗中更改模式，如果必须更改，则只有两种情况可更改。其一是 CVVHDF 可变更为 CVVH 或 CVVHD，方法是如需变更为 CVVH，将透析液速度变更为 0；反之，则将置换液速度变更为 0。其二是 Pre-Post CVVH 可变更为单纯前稀释或后稀释，方法同上。

63. 进行中的治疗可以单独更换管路吗？

答：在治疗过程中，可能由于患者凝血指标的波动或抗凝剂使用的评估以及其他原因导致个别管路出现问题，需要单独更换。更换时，可运行回输、下机流程，继而安装新的管路、预冲流程。个别科室采取开放式单独更换流程，原则上不建议采取此方法，因为开放式更换可增加感染发生的概率和空气栓塞及其他难以预见的风险。另外，滤器凝血时，静脉壶的滤网最易发生血栓存留，建议同时更换。

64. 患者静脉端脱开，漏血了，机器为什么不报警？

答：患者静脉端意外脱开后，机器能显示的是静脉压的数值偏低，所以在设置报警线时不能将静脉压的低限报警设置过低，导致危险不能及时被发现。另外，个别患者在静脉端脱开后，静脉端管路被压在身下或衣被下，导致静脉压数值变化不大，也极其危险。所以在治疗过程中，严密监测生命体征及巡查患者的整体状况尤为重要。

65. 机器提示换液时，发现液体未完全输完，是否需要换液？

答：机器会在仍有少量剩余置换液/透析液时即提示更换液体，按照安全原则，请按机器提示及时更换。同时，为避免空气进入体外循环管路内，请务必将配置好的置换液/透析液袋内气体排空，再行连接。

66. 换袋时，两个天平上液体输入不同步，是否需要同时更换？

答：当选择 Pre-Post CVVH 前、后置换液速率不同或CVVHDF 透析液与置换液速率不同时，天平Ⅰ、Ⅱ的液体袋输完也不会同步。因此，不需要同时更换。当另一个天平上液体输完时，机器还会再次报警提示。

67. 为什么新上机的患者静脉压就在一个高限，不经任何处理静脉压会逐渐下降？

答：这种情况可能是由导管位置异常引起，使血液回流通路狭窄，血液回流不畅。随着患者体位变化，导管位置有所改变，回流通路通畅，静脉压降低。或是由于患者本身病情所引起，如采取股静脉通路时患者腹压过高，采取锁骨下置管途径时如患者使用呼吸机应用较大的呼吸末正压，或存在胸腔积液时都会使静脉压升高。随着患者病情的改善，静脉压会逐渐下降。

68. 传感器管路中的血液会不会进入机器内？

答：传感器管路中的血液不会反流到机器内。因为传感器前端的保护罩是单向瓣膜，可以有效防止液体进入机器内。如果发现传感器管路中液体、血液过多，禁忌用注射器大力推注，否则会使保护罩受损，达不到防护作用。

69. 为什么会出现加温囊破裂的现象？

答：连接或更换置换液稀释位置时（前稀释变为后稀释或反之），忘记打开置换液管路夹，造成加温囊内压力过高，致使加温囊破裂。另外，如果置换液中含有钙离子，再加入的碳酸氢钠经过加热且长时间运行会形成结晶，导致静脉壶前端接口处阻塞，致使加温囊破裂。

70. 置换液输完了怎么办？

答：置换液输完了应更换新的置换液。如果置换液管路中有少量气体，可通过持续提升静脉壶的方式，防止空气报警的发生；如果置换液管路中有大量气体，可在换袋程序下将置换液和血路连接端脱开，选择 Deaeration Substitute，持续按住【OK】键，转动置换液泵，排出置换液管路中的空气，排好后重新消毒，连接到血路端，返回到治疗模式。

71. 静脉壶内的滤网上附着大量的微小气泡怎么办？

答：在预冲过程提升静脉壶后，应注意观察静脉壶滤网上有无附着小气泡。如有，应及时取出静脉壶，轻弹壶壁，将滤网的残留气泡排除，以避免引起空气报警。

72. 静脉壶内有大量泡沫怎么办？

答：大量的泡沫可能影响静脉壶液面的提升，造成空气报警，可以使用灭菌乙醇 1 ml 推入静脉壶内，以消除泡沫。

73. 静脉壶液面已提升，确定没有气泡和泡沫，为什么仍出现空气报警？

答：可能的原因是静脉壶和空气检测器之间的接触紧密度不足或降低，有缝隙出现，引发空气报警。此时应将静脉壶取出，用较为湿润的乙醇擦拭静脉壶和空气检测器表面，则可以消除此类报警。

74. 静脉压持续升高怎么办？

答：检查静脉回路是否通畅，如管路内或静脉壶滤网内有凝血块，应考虑回血下机后更换管路；如未发现管路凝血，应检查并处理管路有无扭曲、打折、导管移位等梗阻因素。如无凝血及梗阻因素，仍高压报警，考虑传感器因素，可使用止血钳在近静脉壶处夹闭静脉传感器导管，拧开传感器（蓝色），释放压力，重新连接传感器，再打开止血钳。

75. 静脉压力传感器进水或血，如何处理？

答：确认无梗阻因素，先降低静脉壶液面，如仍无效，则使用止血钳在静脉壶上方夹闭静脉传感器导管，拧下传感器，降低血泵速率，打开止血钳，用注射器轻推静脉传感器内液体，待液面下降后，夹闭止血钳，重新连接传感器，再打开止血钳。

76. 跨膜压（TMP）高于多少应该更换滤器？

答：跨膜压高预示可能存在滤器内凝血，当 TMP 高于 300 mmHg，并呈逐渐上升趋势，建议更换滤器。

77. 通常情况下，静脉压高于多少比较危险？

答：静脉压高于 300 mmHg，并呈快速上升趋势，则考虑静脉壶内有凝血块，为防止凝血块脱落阻塞静脉壶滤网而导致无法回血，建议及时更换管路。

78. 下机回输过程中是否需要反复搓动滤器，让血回得更彻底？

答：随着 CRRT 治疗时间的延长，会有很多微小的血栓逐渐形成并附着在滤器上，下机时搓动滤器会使微小的血栓脱落，回输至患者体内，可能加重患者的微循环障碍，因此，下机回输时不建议搓动滤器。

79. 治疗结束为什么会出现回输困难？

答：因为静脉壶内凝血块脱落阻塞静脉壶滤网导致回输困难或无法回输。因此，当静脉压 >300 mmHg 并呈上升趋势，应及时回输血液，并且不要使用降低、提升静脉壶的方法观察静脉壶内有无血栓形成，此法可能加剧血栓脱落。回血困难时，可采取降低血流速度，缓慢回输的方法；如果确实无法回输，切忌强行回输，以免血栓被挤压至患者体内，导致严重后果。

80. 回输过程中为什么会出现动脉压报警？

答：回输时动脉已经断开连接，不应该出现动脉压报警，请检查回输盐水连接通路是否有夹子没有打开。

81. 下机回输过程中为什么会出现空气报警？

答：请检查回输用生理盐水是否输完。设置系统参数时，回输液量的设置既要保障回血充分，又要保障全程生理盐水回输；回输过程要加强监护，当回输液体输完时，应及时选择 Terminate Reinfusion？按【OK】键结束回输；不要采用盐水与空气各半的回输方式。

82. 下机回输过程中，静脉壶液面已经低于报警线，为什么没有启动空气报警？

答：空气检测器应用的超声探测器，不同的介质可能会影响超声探测器的性能。随着治疗时间的延长，静脉壶内侧会出现附壁血栓，血栓的附着可能导致超声探测器无法检测到空气，致使空气报警失灵，所以必须使用全程生理盐水回输，回输过程中必须密切监测，护理人员切勿离开。

83. 下机回输后拆卸管路时泵为什么不能转动？

答：出现此问题是由于没有按照下机回输程序操作造成

的，可以先按【I/O】键关闭机器，但不能关闭机器总开关（机器后面的电源开关），按正常拆卸管路程序操作。

84. 为什么静脉壶液面会越来越高?

答：随着机器运转时间越来越长，管路使用的时间也越来越长，会有部分微血栓沉积在静脉壶滤网上，导致静脉压升高，同时沉积的血栓也让回流进行得更困难，导致静脉壶越来越高。应及时查看静脉压，防止出现凝血块堵塞。另外，切勿反复下拉静脉壶，强压力可使部分小血栓块透过滤网，回输到患者体内，造成危险。

85. 提示天平报警，但并没人碰触天平，这是怎么回事?

答：出现该情况可能由于其他辅助设施的干扰，比如新风或空调的出口正对着天平，强大的电机吹风会导致天平失衡。检测方法是进入换袋模式，将报警天平上的置物清空，查看天平数据应为"0"，如数据不稳定，则是有此类干扰因素。处理方法是去除干扰因素，继续治疗。

86. 如果设备长期不使用，需要维护吗?

答：如超过 3 个月没有使用过该设备，则须充电 24 h。充电时连接电源即可，无须打开开关。

87. 长程使用中，静脉壶总是空气报警，但是没有气泡，不过静脉壶有点变形了，怎么解决呢?

答：静脉壶固定器对静脉壶本身不造成明显压迫，但长程使用时静脉壶滤网会有微血栓形成，微血栓增多可造成静脉压上升，也许并不能引起直接报警，但静脉壶的后负荷加重，导致静脉壶体积增大，使固定器本身对静脉壶形成压迫，导致变形。处理方法是在血泵停止状态取出静脉壶，手法复位。

88. 怎样对机器进行清洁消毒？传感器一定不会有血液进入吗？

答：如机器表面无血迹污染，使用 500 mg/L 有效氯溶液擦拭即可；如机器表面有血迹污染，使用 1000 mg/L 有效氯擦拭消毒。如有条件，可使用季铵盐类消毒湿巾擦拭。一般情况下，传感器内不会有血液进入；如果有血渍，建议求助工程师，更换相关部件。

89. 置换液通路通畅，为什么治疗过程中会出现置换泵加温囊被抽瘪？

答：这种情况与参数设置有关。应查看血流速度是否过快，而如果患者血管通路达不到该标准，则从置换液通路补液，造成加温囊抽瘪。处理方法为降低血流速度；查看患者血管通路；进入换袋程序单独转置换泵排气。

90. 循环不稳定的患者是否能做 CRRT？引血时出现低血压怎么办？

答：行 CRRT 前应充分扩容，补充有效循环血量，必要时给予血管活性药或提高使用剂量，同时连接动、静脉端。引血时，血泵默认速度为 100 ml/min，可手动将速度降低为 50 ml/min，缓慢引血，严密观察患者生命体征变化，间隔 5~10 min 调整血泵速率，每次增加 20~50 ml/min，直至达到设定要求。

91. 血浆置换 M 管和血浆分离器可以用其他耗材替代吗？

答：血浆置换 M 管是可以替代的，用普通的 S 管即可，区别在于少了一个加温囊，且连接血浆袋的接口仅有 2 个，需频繁更换血浆袋；由于血浆分离器和普通滤器膜表面的滤过分子量不同，所以血浆分离器不能用普通滤器替代。

92. 血浆置换开始后总是报警漏血，但肉眼不可见，需要处理吗？

答：如果患者有高胆红素血症或乳糜血，通常治疗时会出现此情况。首先需要排除是否真的有漏血，人工监测安全后如依旧频繁报警，可从传感器内取出管路，改为人工监测。

93. 血浆置换开始没多久就出现跨膜压持续攀升，这是为什么？会破膜吗？

答：高脂血症或血液浓缩状态，甚至是有效循环血量不足的状态都有可能导致跨膜压升高，此种情况可考虑酌情降低血流速度 / 分浆量。如跨膜压依旧攀升，有可能发生破膜，需严密监测。

94. 血浆置换时可以用生理盐水替代血浆通路回输吗？另一条通道输血浆。

答：无绝对禁忌。但用血浆可确保出入量的平衡，减少工作量。同时，如有置换的血浆不等量的情况，或许存在凝血因子的丢失。

95. 血浆置换时，袋里的血浆输完了，未及时更换，会进空气吗？

答：通常不会进空气，且有静脉壶作为缓冲区，可以通过调节静脉壶液面来纠正 M 管内空气的问题。

96. 使用枸橼酸抗凝时，体外的钙离子浓度是越低越好吗？

答：不是。体外钙离子浓度过低可能导致枸橼酸蓄积，引起枸橼酸中毒。

97. 使用枸橼酸抗凝时，为什么有时候查导管的血气，有时候从患者身上抽血查血气？

答：导管中的血是静脉血，无法准确了解氧合及酸碱平衡情况，如仅仅是要了解枸橼酸抗凝效果，可直接从导管采血，但如果同期要了解氧合等指标，需要从患者身上抽动脉血查血气。

98. 使用枸橼酸抗凝时，动、静脉是不是绝对不能反接？

答：没有绝对，从治疗效果上不建议反接。但如果导管条件差，在只有反接能继续治疗的情况下，反接后一定要注意枸橼酸和钙离子的接入口。枸橼酸一定是出血端，钙离子一定是入血端。

99. 应用了枸橼酸抗凝，但是抗凝效果还是不好，怎么办？

答：可考虑酌情增加枸橼酸的泵入剂量，或降低血流量。相比之下，低血流量的抗凝效果会更理想，建议在 100~180 ml/min。

100. 使用枸橼酸抗凝时，预冲液是不是不需要加肝素钠注射液了？

答：枸橼酸抗凝原理不同于其他抗凝，是目前相对安全的抗凝方法。在使用枸橼酸抗凝时，可不加入肝素钠进行预冲，但对于个别高凝状态患者，可根据实际情况酌情考虑加肝素钠。

（王　硕　王欣然　朱　研）